In dieser Reihe sind bisher erschienen:

Richtig Aerobic
Richtig Aikido
Richtig Badminton
Richtig Basketball
Richtig Bergsteigen
Richtig Body-Styling
Richtig Carven
Richtig Fahrtensegeln
Richtig Fitness-Skating
Richtig Fußball
Richtig Golf
Richtig Golf länger und genauer
Richtig Golf rund ums Grün
Richtig Handball
Richtig Hanteltraining
Richtig Hochtouren
Richtig Inline-Skating
Richtig Judo
Richtig Kanufahren
Richtig Karate
Richtig Laufen
Richtig Marathon
Richtig Mountainbiken
Richtig Muskeltraining
Richtig Paragliding
Richtig Qi
Richtig Reiten
Richtig Rennrad fahren
Richtig Sanftes Krafttraining
Richtig Schwimmen
Richtig Segeln
Richtig Skitouren
Richtig Snowboarding
Richtig Sporternährung
Richtig Sportklettern
Richtig Stretching
Richtig Taekwondo
Richtig Tai-Bo
Richtig Tai Chi
Richtig Tanzen Lateinamerikanische Tänze
Richtig Tanzen Modetänze
Richtig Tanzen Standardtänze
Richtig Tauchen
Richtig Tennis
Richtig Tennistraining
Richtig Tischtennis
Richtig Torwarttraining
Richtig Trainieren im Fitness-Studio
Richtig Trainieren mit der Pulsuhr
Richtig Triathlon
Richtig Volleyball
Richtig Walking
Richtig Yoga

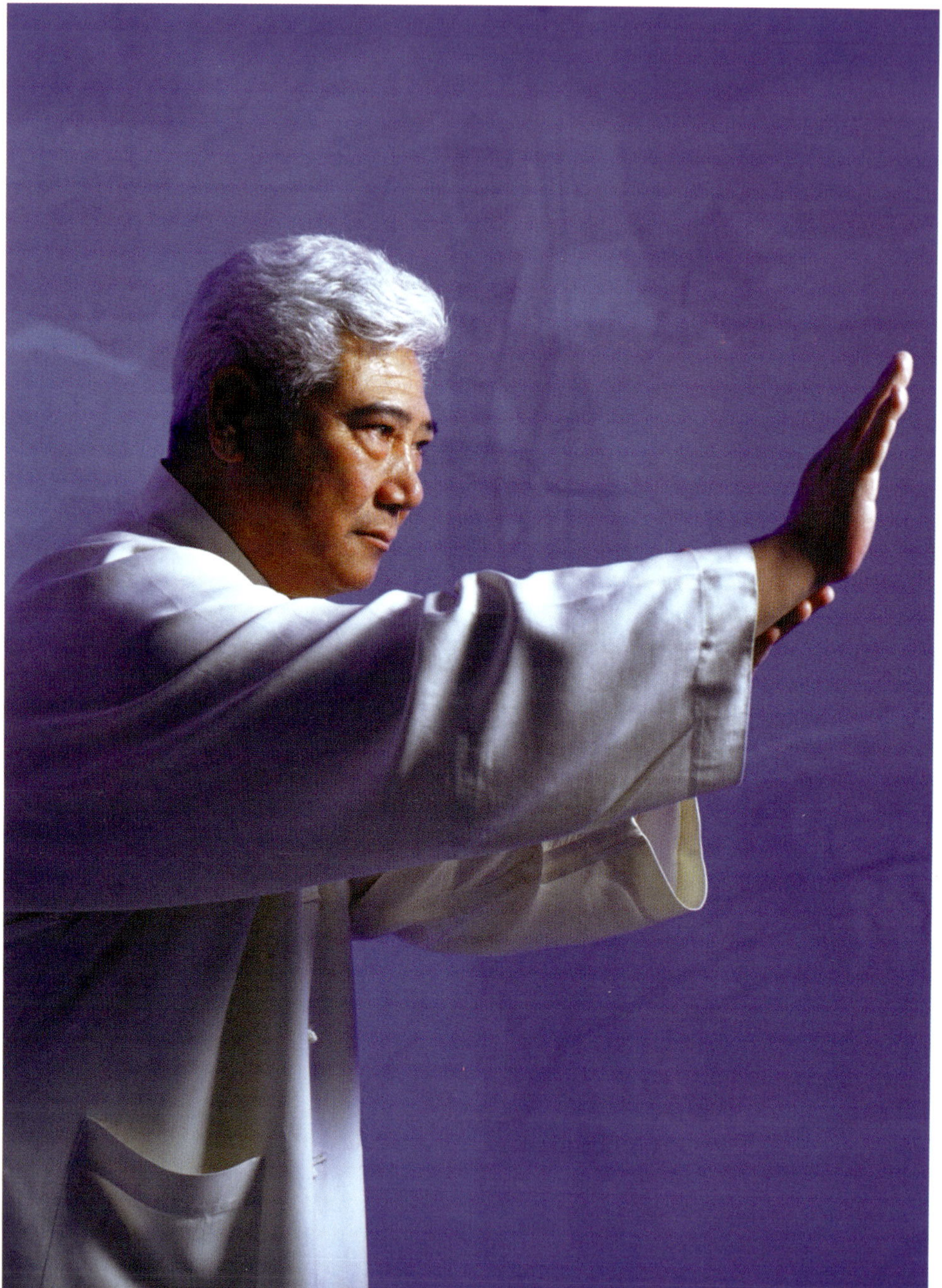

RICHTIG

BLV SPORTPRAXIS TOP

Siegbert Engel

Tai Chi

blv

Bibliographische Information
Der Deutschen Bibliothek

Die Deutsche Bibliothek verzeichnet diese Publikation in der Deutschen Nationalbibliographie; detaillierte bibliographische Daten sind im Internet über http://dnb.ddb.de abrufbar.

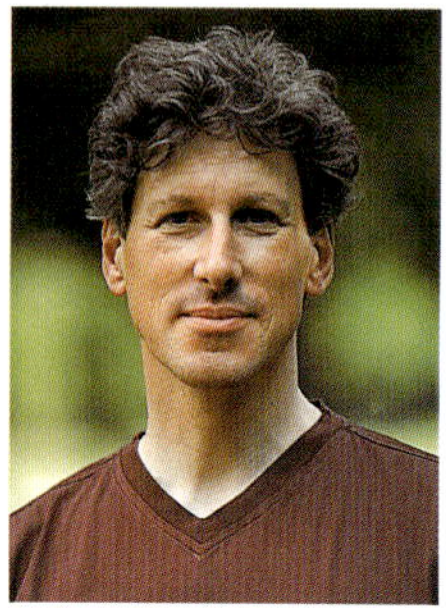

Siegbert Engel, Jahrgang 1959, ist Heilpraktiker mit Schwerpunkt Klassische Homöopathie, Medizinisches Qi Gong und Aurikulotherapie. Er ist zertifizierter Lehrer für Tai Chi Chuan und Qi Gong und praktiziert beides seit 1978. Siegbert Engel ist Schüler von Ma Jiangbao, dem Enkel des Begründers der modernen Form des Wu-Tai Chi Chuan.

BLV Verlagsgesellschaft mbH
München Wien Zürich
80797 München

BLV Sportpraxis Top

Lektorat: Dr. Christa Söhl
Layoutkonzeption: Parzhuber & Partner
Layout und DTP: Gaby Herbrecht, München
Herstellung: Rosemarie Schmid
Umschlaggestaltung: Joko Sander Werbeagentur, München

Gedruckt auf chlorfrei gebleichtem Papier

Printed in Germany · ISBN 3-405-16659-4

Bildnachweis
Alle Fotos von Ulli Seer, außer:
Corbis/Marc Garanger: S. 10
Corbis/Keren Su: S. 11
Firma Haba – Erfinder für Kinder: S. 44
Heli Hinkel: S. 2
Jump/Lars Matzen: S. 8
Manos Meisen: S. 16

Umschlagfotos: Ulli Seer
Grafiken: Jörg Mair

Hinweis
Das vorliegende Buch wurde sorgfältig erarbeitet. Dennoch erfolgen alle Angaben ohne Gewähr. Weder Autor noch Verlag können für eventuelle Nachteile oder Schäden, die aus den im Buch vorgestellten Übungen und Informationen resultieren, eine Haftung übernehmen.

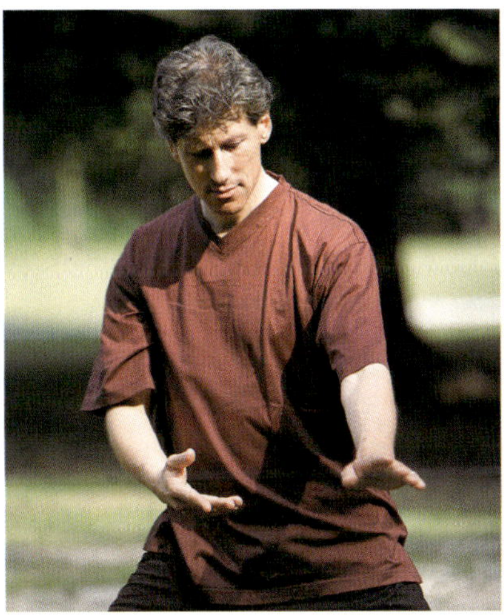

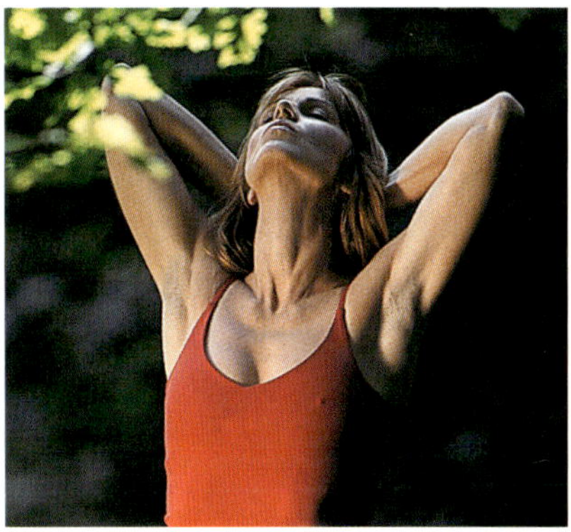

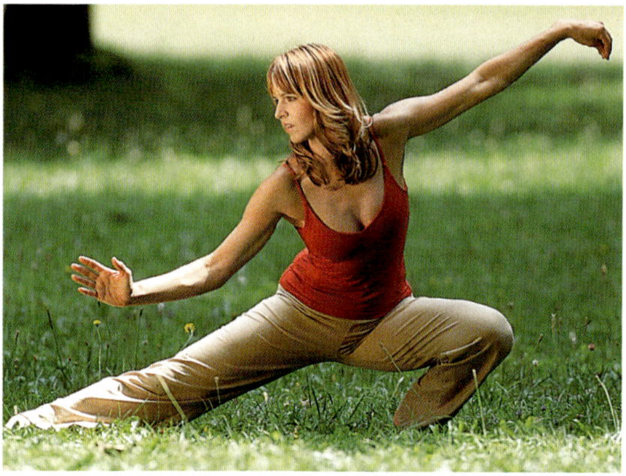

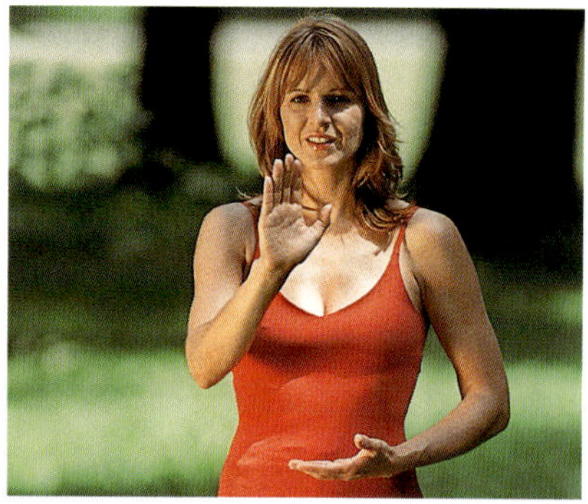

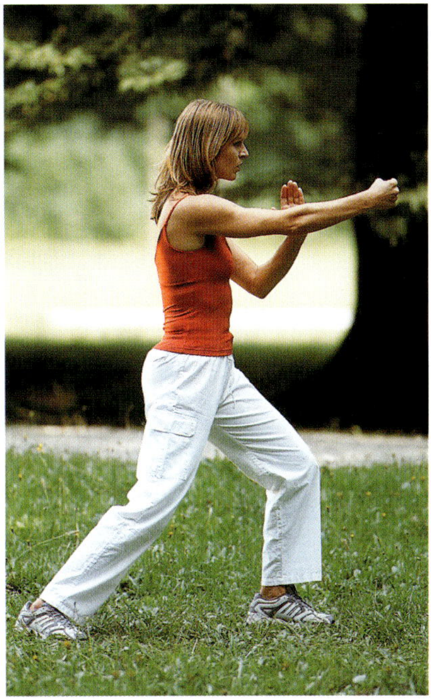

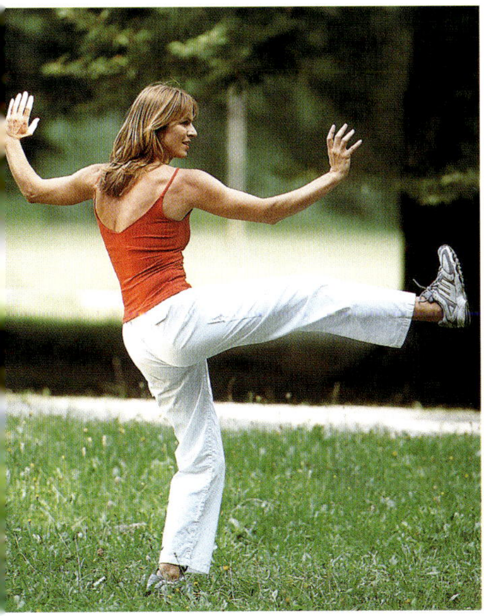

Einleitung

Gerade in der heutigen Zeit mit ihren vielfältigen Anforderungen an Körper und Geist wird zunehmend der Wunsch nach mehr Ruhe, Gesundheit und Vitalität geäußert. Das Angebot an Kursen und Seminaren im Gesundheits- und Wellnessbereich ist mittlerweile unüberschaubar geworden und Ausdruck für die Suche nach einer geeigneten Form, Wohlbefinden und geistig-körperliche Vitalisierung zu erfahren. Da es keine Wundermittel und schon gar keine Abkürzungen im Leben gibt, bewähren sich hier immer wieder Praktiken, die über viele Jahrhunderte gewachsen sind und sich stets an die Bedürfnisse der Menschen in ihrer Zeit angepasst haben.
Tai Chi ist eine solche Technik.
Als meditative Bewegungsform, die auf ideale Weise Aspekte der Kampfkunst ebenso berücksichtigt wie die der Gesundheitspflege, erfreut sich Tai Chi oder korrekt Tai Chi Chuan immer größerer Beliebtheit. Das gezielte Training des gesamten Körpers, die Entwicklung von Aufmerksamkeit und Koordinationsfähigkeit und die Integration von Ruhe, Entspannung und Wohlbefinden machen das Tai Chi Chuan zu dem, was es ist: Ein umfassendes und ganzheitliches Bewegungskonzept. Zunehmend mehren sich die Berichte, die die nachhaltige positive Wirkung dieser langsamen, fließenden Bewegungen bestätigen. Der heilende Einfluss auf Tinnitus und Osteoporose ist mittlerweile ebenso nachgewiesen wie die Erhöhung der (Wirbelsäulen-)Beweglichkeit und die ausgleichenden bzw. kräftigenden Einflüsse auf das Herz-Kreislauf-System, die Atmung und die Verdauung.
Dieses Buch soll Ihnen Anregung und Hilfe sein, falls Sie sich entschließen sollten, Tai Chi Chuan näher kennen zu lernen. Die hier vorgestellten Übungen haben sich in langjähriger Praxis bewährt und können sowohl unabhängig voneinander als auch im Gesamtzusammenhang geübt werden.
Zur Erläuterung der in diesem Buch verwendeten Begriffe:

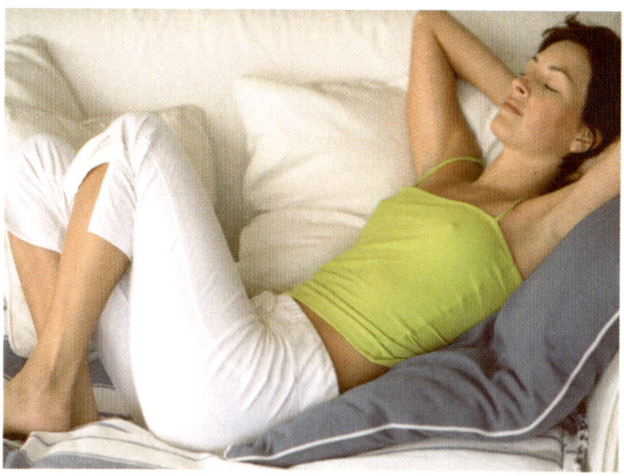

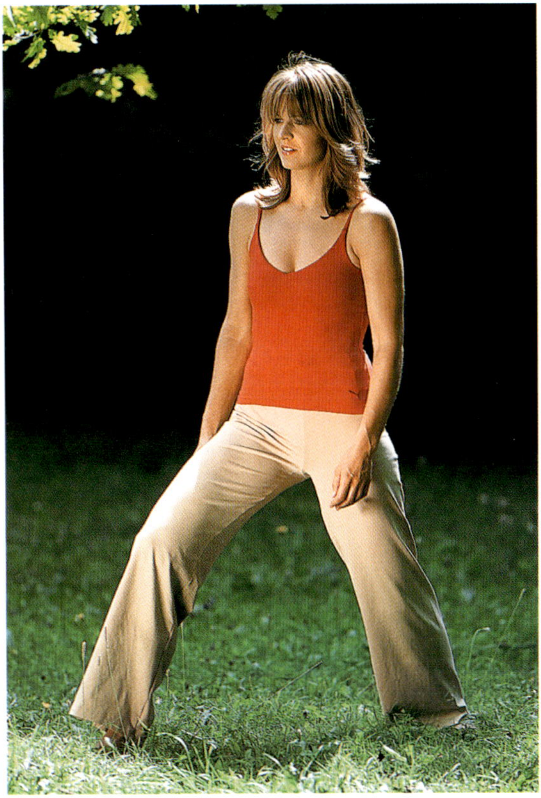

Obwohl sich mittlerweile die sog. Pinyin-Umlautschrift für Chinesisch durchgesetzt hat, wird in diesem Buch die neuere Schreibweise »Taijiquan« durch das momentan noch bekanntere Pendant »Tai Chi Chuan« weitgehend ersetzt. Ansonsten habe ich mich bemüht, alle in diesem Buch verwendeten Namen und Begriffe nach den heute gültigen Regeln wiederzugeben. Sollte mir das an manchen Stellen nicht gelungen sein, so bitte ich dies zu entschuldigen.

Es wird im vorgestellten Kontext häufiger von »Sequenz« oder »Form« die Rede sein. Mit Sequenz oder Form bezeichnet man hier die kontinuierliche Abfolge fest vorgeschriebener Positionen bzw. Bewegungen. Die beiden Begriffe werden gleichbedeutend verwendet. Durch Kombination mit vorangestellten Bezeichnungen wie »24-Bilder-(Form)«, »Peking-(Form)« etc. wird deutlich gemacht, welcher Richtung bzw. welcher Schule die entsprechende Form/Sequenz zugeordnet werden kann. »Bilder« ist in diesem Zusammenhang identisch mit »Positionen«, »Figuren« oder »einzelnen Bewegungen«.

In Kursen wird man hin und wieder auch den Ausdruck »die Form laufen« hören, womit gemeint ist, dass man die gelernte Abfolge der Bewegungen des Tai Chi Chuan in einem Durchgang ausführt.

Der Einfachheit halber und um den Lesefluss nicht zu behindern, wurde auf eine grammatikalische Differenzierung von männlich und weiblich verzichtet (»Teilnehmer« statt »TeilnehmerIn« oder »Teilnehmer und Teilnehmerin«). Auch dies bitte ich, mir nachzusehen.

Ursprung, Geschichte, Entwicklung

Begegne dem Angriff mit Ruhe.
Überwinde Härte durch Weichheit.

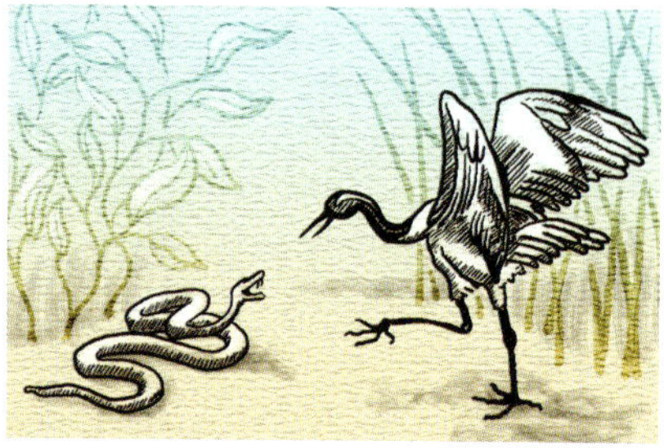

Als Zhang Sanfeng, ein Taoist aus dem Wudang-Gebirge eines Tages vor seiner Hütte saß, beobachtete er den Kampf einer Schlange mit einem großen Vogel. So sehr sich der Vogel auch bemühte, sich aus der Umklammerung der Schlange zu befreien, letztendlich ging die Schlange als Sieger aus diesem Kampf hervor. Mit ihren geschmeidigen, runden Bewegungen hatte sie den Vogel bezwungen.

Dieses Erlebnis veranlasste Zhang Sanfeng eine Kampfkunst zu entwickeln, die auf den Prinzipien Weichheit und Rundheit beruht. Dies war die Geburtsstunde des Tai Chi Chuan. Soweit die Legende. Vielleicht war es nicht unbedingt die Schlange, die Zhang Sanfeng inspirierte, doch lässt sich die Geschichte des Tai Chi Chuan durchaus auf Zhang Sanfeng zurückführen.

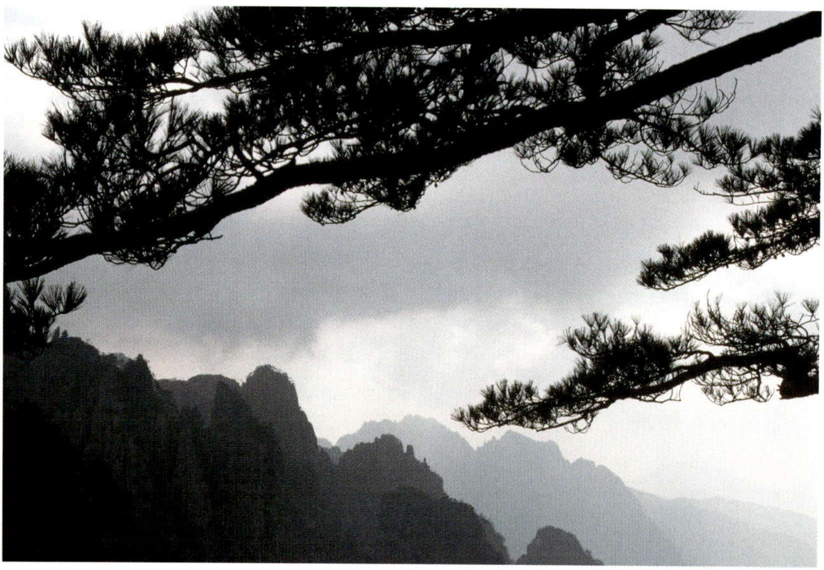

Als Eremit und Taoist lebte er zwischen dem Ende der südlichen Song-Zeit (960–1279) und dem Beginn der Ming-Dynastie (1368–1644) in den Wudang-Bergen und beschäftigte sich u. a. mit dem Studium der Kampfkunst. In einer Biografie wird er gar als herausragender Faustkampfmeister bezeichnet. Nun darf man Faustkampf nicht mit Boxen gleichsetzen. Faustkampf bezeichnet in diesem Zusammenhang den Kampf ohne Waffen, unter Einsatz der Hände, je nach Technik geschlossen oder offen.
In dem Werk Wangzhengnan Muzhiming aus dem Jahre 1669 wird berichtet, dass Zhang Sanfeng im Traum von dem Herrscher Yuan in den Kampfkünsten unterwiesen worden sei.

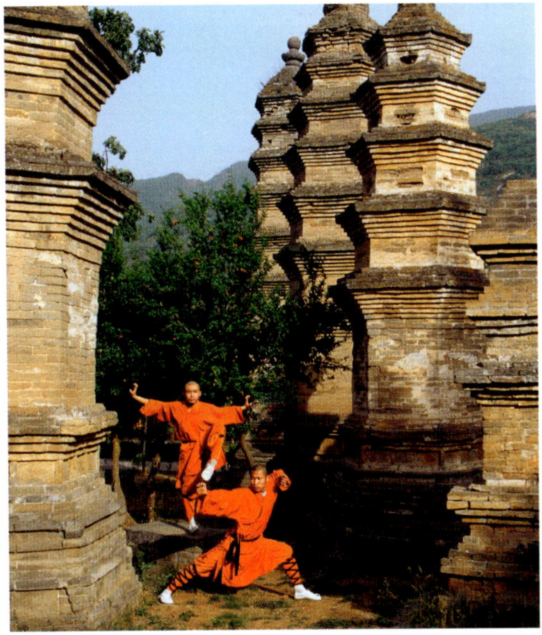

Eines Tages ließ der Herrscher Hui Zong Zhang Sanfeng zu sich kommen. Die Straße zum Palast wurde leider durch Wegelagerer versperrt, er kam nicht weiter.
In der Nacht träumte Zhang Sanfeng, dass der Herrscher Yuan ihm Kampftechniken beibrachte. Dann, im Morgengrauen tötete er hundert Wegelagerer.

Auch dies mag man ins Reich der Legenden verweisen. Tatsache ist jedoch, dass Zhang Sanfeng Techniken und Übungen kannte, die bereits um die Zeitenwende herum bekannt waren und die dem Zwecke dienten, die Atmung zu schulen und das Qi, die Vitalkraft zu erhalten, zu regenerieren, zu lenken und zu stärken.
Techniken, die diese Form der Übung betonen, werden auch als »Innere Schule« bezeichnet; hierzu gehört auch das Tai Chi Chuan. Die Wiege der »Inneren Schule« war das Wudang-Gebirge und Zhang Sanfeng wird als Patron dieser »Inneren Schule« angesehen. Die tiefsten Wurzeln dessen, was wir heute Tai Chi Chuan nennen, reichen also bis zu Zhang Sanfeng zurück. Entsprechend gibt es auch eine »Äußere Schule«. Ihre bekannteste Ausprägung ist die Kampfkunst des Shaolin-Tempels in Honan.

Es gibt nun die so genannte innere Kampfkunst, welche dem Angriff mit Ruhe begegnet. Der Gegner wurde meist bei der ersten Berührung zu Boden geworfen. Das ist anders als bei der harten, äußeren Schule der Shaolin.«

Wang Lizhou (1610–1695)

Kampfkunst der Familie Chen

Zu Beginn des 20. Jahrhunderts tauchte dann der Begriff »Tai Chi Chuan« als solcher erstmals auf. In dem Buch Taijiquan Tushuo wird Chen Wangting, ein Offizier, der im 17. Jahrhundert lebte, als Begründer des Tai Chi Chuan genannt. Er gehörte der Familie Chen aus dem Dorf Chenjiagon im Bezirk Wenxian in Henan an. Chen Wangting bezog sich bei der Entwicklung seines Tai Chi Chuan auf das militärische Handbuch »Faustkampf in 32 Formen« von Qi Jiguang, einem berühmten General des 16. Jahrhunderts. Ausgehend von Chen Wangting wurde die Technik des Tai Chi Chuan über mehrere Generationen in mündlicher Form überliefert und ausschließlich im Familienkreis weitergegeben.

Mit Chen Changxing (1771–1853) änderte sich diese Tradition erstmals. Chen Changxing war der erste, der einen Außenstehenden als Schüler akzeptierte. Es war der Begründer der Yang-Schule Yang Luchan (1799–1872). Dieser arbeitete als Diener bei Familie Chen und beobachtete heimlich deren Training. Durch seinen Vater bereits in anderen Kampfkunsttechniken unterwiesen, konnte er sein Wissen durch das Gesehene ausbauen und verfeinern. Eines Tages wurde er jedoch von Chen Changxing entdeckt, aber glücklicherweise auf Grund seiner herausragenden Fähigkeiten als Schüler akzeptiert.

Ob Yang Luchan nun heimlich die Kampfkünste der Familie Chen beobachtet und sie dadurch erlernt hat oder ob Chen Changxing sie gerne und bereitwillig an Yang Luchan, der sich durch Ausdauer und Standhaftigkeit auszeichnete, weitergegeben hat, mag nur Historiker interessieren. Auf den weiteren Verlauf der Geschichte hat das keine Auswirkungen gehabt.

Nach vielen Jahren intensiver Ausbildung erhielt Yang Luchan von Chen Changxing die Erlaubnis, das Tai Chi Chuan der Familie Chen im Lande weiterzugeben. Schnell erlangte Yang Luchan den Ruf unangreifbar und unbesiegbar zu sein. Diese Tatsache wird durch viele Geschichten belegt.

Als Yang Luchan in Peking weilte, wurde er von einem dort ansässigen Kampfkünstler, der von Yang Luchans Spitznamen »Unbesiegbarer Yang« gehört hatte zum Zweikampf herausgefordert. Yang Luchan lehnte höflich ab. Aber von Neid und Ehrgeiz getrieben beharrte der Kampfkünstler so lange auf seiner Bitte, bis Yang

Luchan die Herausforderung annahm. Freundlich und mit einem Lachen forderte er den Kampfkünstler auf, da dieser so sehr auf eine Konfrontation bestanden hatte, ihn als Erster dreimal zu schlagen. Gerne nahm der Kampfkünstler an und hieb seine Faust mit aller Kraft in Yang Luchans Bauch. Yang Luchan entfuhr ein Lachen und ein lautes und vernehmliches »Ha«. Noch ehe der Ton »Ha« verklungen war, war der Herausforderer bereits neun Meter weiter zu Boden geschleudert worden.

Durch die Verbreitung des Tai Chi Chuan bildeten sich schon recht bald verschiedene eigenständige Schulen und im Laufe der Jahre hat das Tai Chi Chuan viele Veränderungen erlebt. Die unterschiedlichen Schulen und deren Interpretation der ursprünglichen Bewegungsmuster haben dazu beigetragen, dass wir heute verschiedene Stile kennen, von denen fünf besondere Bekanntheit erlangt haben (siehe Grafik auf Seite 14).

Die Tai-Chi-Stile

Der **Chen-Stil** zeichnet sich durch seine weichen, fließenden Bewegungen aus, die durch sehr dynamische Elemente, z. B. Sprünge, ergänzt werden. Damit verbundene Geschwindigkeitswechsel und ein sehr tiefer Stand sind weitere Charakteristika dieses Stils.

Im Gegensatz dazu zeichnet sich der **Yang-Stil** durch gleichmäßige, harmonische Bewegungen aus, die sehr rund und weit anmuten. Der Yang-Stil ist insgesamt etwas einfacher zu erlernen.

Von Yang Luchan und seinem Sohn Yang Banhou lernte wiederum Wu Quanyou (1834–1902), dessen Sohn Wu Jianquan (1870–1942) in der Folge die Wu-Schule begründete. Der **Wu-Stil** gilt als der zweitwichtigste Stil neben dem Yang-Stil und zeichnet sich durch seine gestreckten, kraftvollen Bewegungen aus. Die in der Ausführung beschriebenen Kreise sind kleiner als beim Yang-Stil und der Kraftaufwand etwas größer.

Eine weitere Wu-Schule wird auf Wu Yuxiang, einen direkten Schüler Yang Luchans und der Chen-Familie zurückgeführt. Zur besseren Unterscheidung und weil sich ein eigenständiger Stil erst unter Hao Weizhen (1849–1920) herauskristallisierte, bezeichnet man sie als **Hao-Schule**. Charakteristisch sind schnelle und harte Bewegungen.

Die fünfte Schule, die eine gewisse Popularität erlangt hat, geht auf Sun Lutang (1861–1932), einen Schüler von Hao Weizhen zurück. Sun Lutang, ein Meister des Baguaquan (Faustkampf der 8 Trigramme) und des Xingyiquan (Faustkampf der Gestalt und Imagination) integrierte sein Wissen in das Tai Chi Chuan und gründete die Sun-Schule. Der **Sun-Stil** ist gekennzeichnet durch einen raschen und geschickten Einsatz der Hände und Füße.

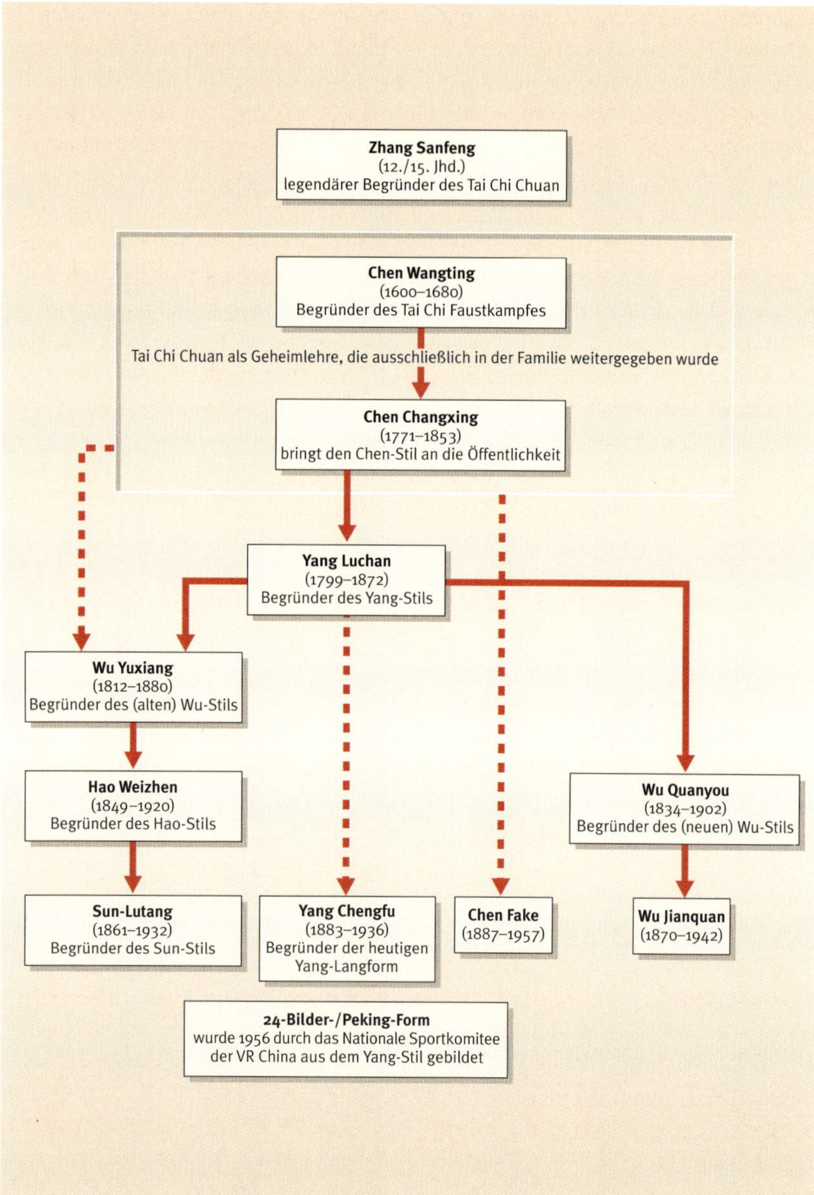
Zhang Sanfeng
(12./15. Jhd.)
legendärer Begründer des Tai Chi Chuan
Chen Wangting
(1600–1680)
Begründer des Tai Chi Faustkampfes
Tai Chi Chuan als Geheimlehre, die ausschließlich in der Familie weitergegeben wurde
Chen Changxing
(1771–1853)
bringt den Chen-Stil an die Öffentlichkeit
Yang Luchan
(1799–1872)
Begründer des Yang-Stils
Wu Yuxiang
(1812–1880)
Begründer des (alten) Wu-Stils
Hao Weizhen
(1849–1920)
Begründer des Hao-Stils
Wu Quanyou
(1834–1902)
Begründer des (neuen) Wu-Stils
Sun-Lutang
(1861–1932)
Begründer des Sun-Stils
Yang Chengfu
(1883–1936)
Begründer der heutigen Yang-Langform
Chen Fake
(1887–1957)
Wu Jianquan
(1870–1942)
24-Bilder-/Peking-Form
wurde 1956 durch das Nationale Sportkomitee der VR China aus dem Yang-Stil gebildet

So unterschiedlich die einzelnen Stile, so verschieden sind auch die Länge bzw. Dauer der Tai Chi Chuan Sequenzen. Klassische Schulen kennen Sequenzen mit 100 und mehr Positionen, deren einmalige Ausführung 20 Minuten oder länger dauern kann.
Die 24-Bilder-Form oder Peking-Sequenz, die in diesem Buch vorgestellt wird, wurde in den fünfziger Jahren in Anlehnung an den Yang-Stil entwickelt. Sie enthält wesentliche Elemente dieses klassischen Stils, ist sehr leicht zu erlernen und dauert in der Durchführung ca. 5 Minuten. Eine Weiterentwicklung der 24-Bilder-Form ist die 88-Bilder-Sequenz.
In den letzten Jahren wurden weitere Kurz- und Mischformen zusammengestellt, die unterschiedliche Aspekte betonen. Bei der 42-Bilder-Form handelt es sich um eine sehr ästhetische Sequenz, die beispielsweise als Wettkampfform Anwendung findet. Ebenso ist die 48-Bilder-Sequenz eine Mischform der drei großen Stile. In ihr steht v.a. der gesundheitliche Aspekt im Vordergrund. Auch wenn heute die Gesundheit im Mittelpunkt des Trainings steht, darf man nicht vergessen, dass Tai Chi Chuan eine äußerst effektive, defensive Selbstverteidigungs- und Kampfform darstellt. Für welche der existierenden Schulen man sich letztendlich entscheidet, kann man nur durch Ausprobieren und gemäß der eigenen Neigungen und Fähigkeiten entscheiden.

Die fünf großen Stile sind es, die das Tai Chi Chuan geprägt haben. In ihnen ist der Kern des Tai Chi Chuan, sein innerstes Wesen nach wie vor zu erkennen. Mischformen der fünf großen Stile mögen heute durchaus einen gewissen Stellenwert innerhalb des Tai Chi Chuan haben, doch sind sie für den Anfänger eher verwirrend. Deshalb empfiehlt es sich, langfristig das Studium des Tai Chi Chuan durch das Erlernen einer klassischen Form zu ergänzen.

Alle Bewegungen im Tai Chi Chuan kommen aus der Kampfkunst. In der Regel greift man aber niemanden an.
An erster Stelle steht die Gesundheit, an zweiter die Selbstverteidigung.
Ma Yueliang

Neben der klassischen Bewegungskunst, dem reinen »Faustkampf« wurden zusätzliche Waffenformen entwickelt. Basierend auf den Prinzipien des Tai Chi Chuan wurden Waffen wie Säbel, Schwert und Lanze mit den Bewegungsmustern des Tai Chi Chuan kombiniert.
In früheren Zeiten hatten diese martialischen Techniken durchaus einen lebenserhaltenden Zweck, doch sollte man in der heutigen »modernen« Zeit Tai Chi Chuan mit Waffen nicht als überholt und altmodisch abtun. Die Bewegung mit einem geführten Gegenstand enthält eine eigene Dynamik und hat man ein-

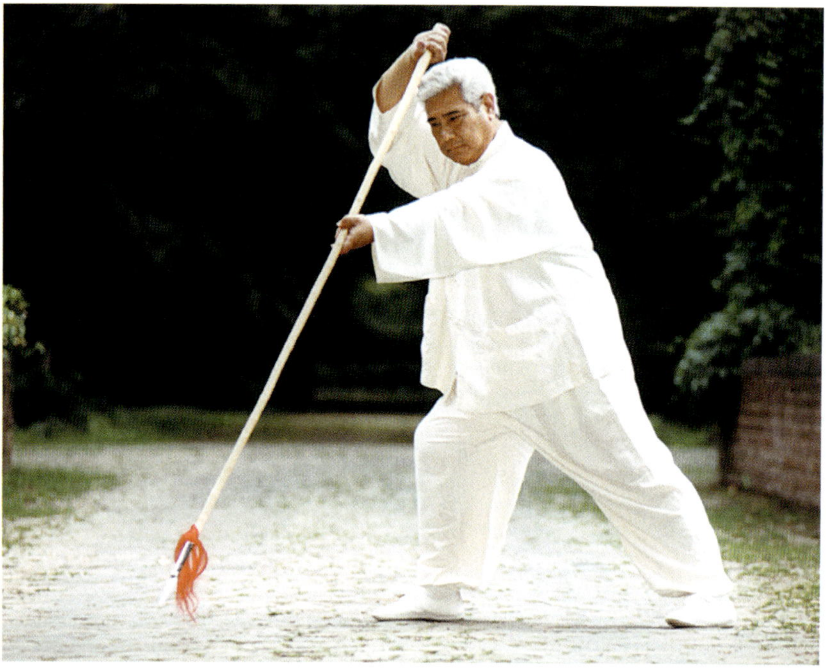

mal die Hemmschwelle, sich mit einer Waffe in der Hand zurechtzufinden, überwunden, wird man nicht umhin können, dieser Kunst der Verteidigung eine eigene Schönheit und Ästhetik zuzuschreiben. Es fördert zudem die Konzentration und das Körpergefühl in hohem Maße, sind doch die Bewegungen in einer Waffen-Sequenz mitunter recht dynamisch und je nach Schule durch Tempowechsel gekennzeichnet.
Das System des Tai Chi Chuan wäre nicht vollständig, würde man die Partnerübungen außer Acht lassen. Das Tui Shou oder auch Pushhands ist Spiel, Übung und Aufmerksamkeitsschulung in einem. In vereinfachter Weise könnte man es so beschreiben:
Die Partner stehen einander gegenüber, Kontakt nur an den Handrücken und versuchen durch permanentes Kreisen der Arme und Verlagern des Schwerpunktes die Position des anderen auszuloten, um ihn letztendlich aus dem Gleichgewicht zu bringen. Da dies beide Partner gleichermaßen betrifft, besteht die Kunst darin, zu spüren, wo der Schwachpunkt des Gegenübers liegt und gleichzeitig selber nicht das Gleichgewicht zu verlieren. In dieser Form der Partnerübung werden die Prinzipien des Tai Chi Chuan auf praktische Weise

erleb- und erlernbar gemacht. Darüber hinaus stärkt es die eigene innere wie äußere Standfestigkeit, Sensibilität und Intuition.
Hat man den Weg eines ernsthaft Lernenden einmal beschritten, wird man nicht um die klassischen Stile und ihre unterschiedlichen Disziplinen herumkommen. Die intensive Beschäftigung mit dem Tai Chi Chuan vertieft nicht nur das Verständnis für Bewegung und den eigenen Körper, sondern auch für das was das Leben und das Lebendigsein ausmacht.

Es ist offensichtlich, dass ein großer Teil der Bewegungen im Tai Chi Chuan aus den traditionellen chinesischen Kampfkünsten stammt. Aber sie sind im Einklang mit der Physiologie und den Regeln der Natur.
Wu Yinghua

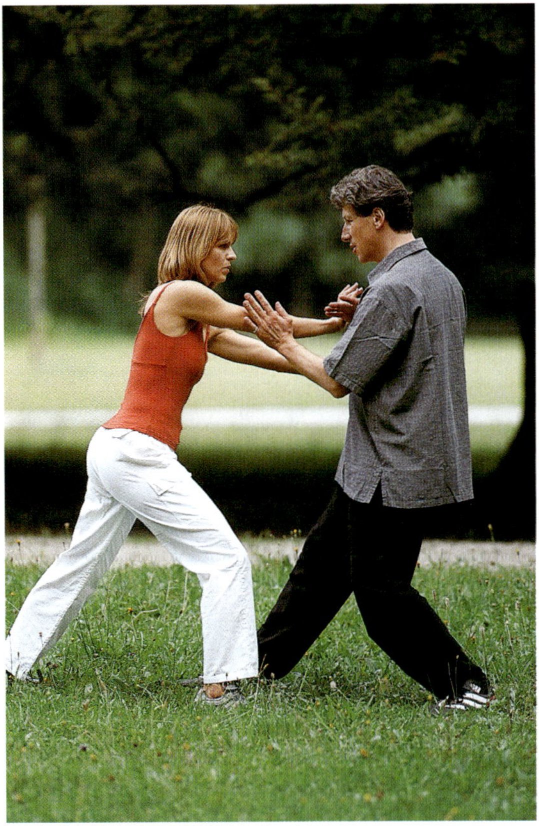

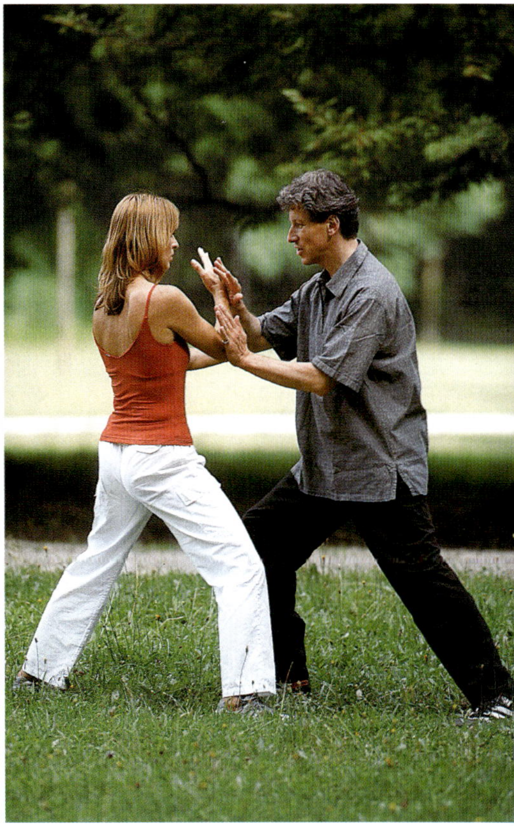

Die Philosophie des Tai Chi Chuan

Das System des Tai Chi Chuan wurde und wird gespeist von drei großen Strömungen innerhalb der chinesischen Philosophie: Taoismus, Buddhismus und Konfuzianismus. Da die Darstellung dieser drei großen religiösen bzw. philosophischen Richtungen den Rahmen dieses Buches sprengen würde, beschränken wir uns auf die Betrachtung zweier theoretischer Konzepte, die sich v. a. aus dem taoistischen Gedankengut heraus entwickelt haben: der Theorie von Yin und Yang und der Theorie der fünf Wandlungsphasen.

Yin und Yang

Der Begriff Tai Chi Chuan setzt sich aus zwei Komponenten zusammen »taichi« und »chuan«. Mit »taichi« wird einerseits der Firstbalken eines Hauses bezeichnet, der die beiden Seiten eines Daches – die von der Sonne beschienene und die schattige – trägt und im Gleichgewicht hält, andererseits ist mit »taichi« »das allerhöchste Prinzip« gemeint, das symbolischen Ausdruck findet in der Darstellung von Yin und Yang, den beiden sich ergänzenden Kräften.

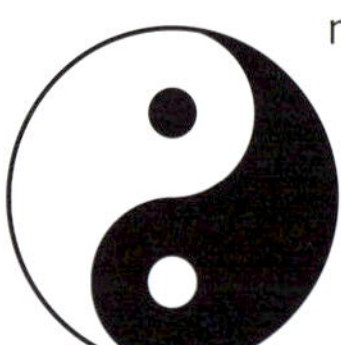

Mit »chuan« ist die Faust gemeint, d. h. die unbewaffnete Hand, die im Kampf eingesetzt wird. Im übertragenen Sinne drückt sich durch »chuan« ein wesentliches Element der Wirkweise der Bewegungskunst Tai Chi Chuan aus: Das Sammeln der Vitalkraft im Inneren des Körpers und die Balance zwischen Yin und Yang.
Was hat es nun mit Yin und Yang auf sich? Lenken Sie Ihren Blick einmal auf Ihre eigenen Wahrnehmungen und Empfindungen und versuchen Sie folgende Fragen zu beantworten: Woher wissen Sie beispielsweise, dass es so etwas wie »Nacht« gibt? Oder wie können Sie wissen, dass etwas heiß ist? Woher nehmen Sie die Gewissheit, dass dort wo Ihre Füße sich befinden »unten« ist? Ganz einfach: Die Nacht können Sie als solche bezeichnen, weil Sie ihr Gegenstück, den Tag kennen; heiß empfinden Sie, weil Sie das andere Extrem, »kalt« kennen. Und »unten« ergibt sich aus der Tatsache, dass es auch ein »oben« gibt. Sie können diese Betrachtungen nun beliebig fortsetzen und auf alle Bereiche des Lebens, der Natur, ja sogar des Universums anwenden: Sie (er)kennen einen Zustand, eine Empfindung nur deshalb, weil Sie auch das entsprechende Pendant dazu (er)kennen …
Bleiben wir bei dem Beispiel »Tag/Nacht«. Wie Sie wissen, gibt es keinen dauerhaften, absoluten Zustand, der sich Nacht nennt, vielmehr entwickelt sich die Nacht aus der Dämmerung

heraus, hin zu dem, was man »tiefe Nacht« nennen könnte und wieder zur Dämmerung, die in den Tag mündet. Die Nacht ist nicht plötzlich da, sie ist nicht ein statisches Moment, sondern sie »fließt« sozusagen von einem Moment zum nächsten.

Wenn Sie sich nun die grafische Darstellung von Yin und Yang anschauen, werden Sie am unteren Pol das »junge« Ende eines hellen Tropfens sehen, der sich nach oben hin entwickelt und verbreitert.

Setzen Sie diesen hellen Tropfen mit dem Tag, der aus der Dämmerung heraus entsteht, gleich; in der maximalen Ausdehnung sehen Sie einen schwarzen Punkt: Hier am Maximalpunkt des Tages ist bereits der Keim für die Nacht gelegt. Erreicht die Sonne ihren Höchststand, steigt sie ab, der Tag neigt sich hin zur Dämmerung und geht über in die Nacht, symbolisch dargestellt durch den schwarzen Tropfen, der die gleichen Phasen durchläuft und an seinem Maximalpunkt wiederum den Keim für den Tag enthält.

Was man daraus folgern kann, ist, dass sich alles in fortdauernder Bewegung und Veränderung befindet. Deshalb reicht es nicht, Yin lediglich mit Eigenschaften wie Nacht, kalt, passiv, dunkel, weiblich usw. und Yang mit Eigenschaften wie Tag, heiß, aktiv, hell, männlich zu belegen. Diese Eigenschaften sind lediglich Ausprägungen, maximale Zustände eines sich kontinuierlich ergänzenden und in ständigem Wandel befindlichen Systems.

Vielleicht denken Sie jetzt: »Moment, ich bin doch von Geburt an mit Geschlechtsmerkmalen ausgestattet, die mich eindeutig als Mann oder Frau ausweisen. Wenn das Yin-Yang-Prinzip universell ist, wo soll denn da der »Wandel« sein?« Nun, zuerst einmal sei erwähnt, dass der Mensch die ideale Verbindung aus Yin und Yang darstellt, er vereint sozusagen die Kräfte von Himmel (Yang) und Erde (Yin) in sich und hat deshalb die besten Voraussetzungen zur Weiterentwicklung. Der Mensch ist aber auch ein Spiegelbild des äußeren Universums. Was wir im großen Maßstab in der Natur, im Makrokosmos beobachten können, gilt auch im kleinen Maßstab, im Mikrokosmos. Auf mentaler bzw. psychischer Ebene gibt es durchaus sich ergänzende Zustände, z. B. die Intuition und die Kreativität, die eher Yin zugeordnet werden und die Ratio oder der analytische Verstand, der eher Yang zugeordnet wird. Die Gewichtung der Anteile ist fließend; das eine kann dabei durchaus etwas stärker ausgeprägt sein, als das andere. Aber auch auf körperlicher Ebene lässt sich der Wandel innerhalb unseres Organismus beobachten: Der Anteil weiblicher Hormone im männlichen Organismus nimmt mit fortschreitendem Alter zu, entsprechend nehmen männliche Hormone bei Frauen mit fortschreitendem Alter zu. Was durchaus an der Ausprägung gewisser

körperlicher Merkmale – rundlichere Formen beim Mann, Bartwuchs bei der Frau – zu erkennen sein kann.
Schauen Sie sich das Symbol von Yin und Yang in Bezug auf das oben Geschriebene noch einmal an: Es gibt eine maximale Ausprägung, ihr Geschlecht, aber kleine Anteile des ergänzenden Pendants sind immer vorhanden.

Wuji und taiji

In fast allen religiösen Systemen gibt es die Vorstellung, dass zu Beginn aller Zeiten »Nichts« war. Dieses »Nichts« entzieht sich jedem Verständnis und jeder Definition. Ob es nun ein Gott war, der das Nichts durchbrach, indem er Licht und Dunkelheit voneinander schied oder ob es Götter waren, die so lange im »Nichts« tanzten, bis sich Erde unter ihren Füßen bildete – wir können es nicht ergründen.
Nach einer Vorstellung innerhalb der chinesischen Philosophie wird als symbolischer Ausdruck dieses Zustandes, des »wuji« (»Extremlosigkeit«, »ohne Firstbalken«), ein leerer Kreis dargestellt. Aus dem Nichts, dem Ungeformten entwickeln sich Yin und Yang; das Wechselspiel der beiden Kräfte bringt alle Erscheinungsformen hervor. Durchströmt wird alles von Qi, der universellen Lebens- oder auch Vitalkraft. Der Begriff »Qi« lässt sich ebenso wenig konkret fassen, wie die anderen Begrifflichkeiten, die hier genannt worden sind. Es gibt viele Manifestationen des Qi: Das Qi des Himmels (das wir mit der Atemluft aufnehmen), das Qi der Erde (das wir mit der Nahrung aufnehmen), das Qi, das unsere konstitutionelle Kraft ausmacht usw. Der Begriff »Qi« lässt sich auf Grund seiner Komplexität nicht übersetzen oder mit wenigen Worten erklären, doch haben wir durchaus Entsprechungen zu diesem Begriff in anderen Kulturen und sogar in unserer eigenen Kultur. Die Vitalkraft begegnet uns als Prana im indischen Yoga, als Ki im japanischen Kulturkreis oder u. a. als Fluidum oder Äther in unserer Vergangenheit.
Wir werden den Begriff des Qi in einem anderen Zusammenhang noch einmal aufgreifen und kommen an dieser Stelle wieder zurück auf das Wirken von Yin und Yang. Wie bereits erwähnt entstehen durch das Wechselspiel der beiden Kräfte die Erscheinungsformen.

Die fünf Wandlungsphasen

Die Erscheinungsformen können in ihrer Gesamtheit fünf sog. Elementen bzw. Wandlungsphasen zugeordnet werden: Die fünf Wandlungsphasen, um bei diesem Ausdruck zu bleiben, werden natürlichen Elementen zugeordnet, die wiederum bestimmte Eigenschaften oder Zustände hervorbringen.

Das System der fünf Wandlungsphasen basiert v.a. auf der genauen Beobachtung der Natur und der Vorgänge in ihr. Jedem »Element« werden zwei sich ergänzende Organe zugeordnet. Dabei gibt es stets ein Speicherorgan (Yin) und ein Durchgangsorgan (Yang). Jeder Organgruppe, die man auch als Funktionskreis bezeichnet, weil sie nicht getrennt, sondern immer im Gesamtkontext gesehen werden muss, kann man wiederum eine Farbe, eine Emotion, ein Sinnesorgan usw. zuweisen. In der Tabelle sehen Sie einige beispielhafte Entsprechungen. Dass diese Zuordnung nicht willkürlich gewählt ist, und dass man offenbar schon recht früh konkrete Vorstellungen über den menschlichen Körper hatte, kann man z.B. bei dem Funktionskreis Leber/Galle sehen: Diesem Funktionskreis wird das »Element« Holz zugewiesen. *Holz* wächst im *Frühjahr*, es beginnt zu grünen; *grün* ist auch die Gallenflüssigkeit. Zu dieser Zeit entwickelt sich verstärkt das Qi von Leber und Galle und die beiden Organe sind dann sehr empfindlich und anfällig; Menschen mit

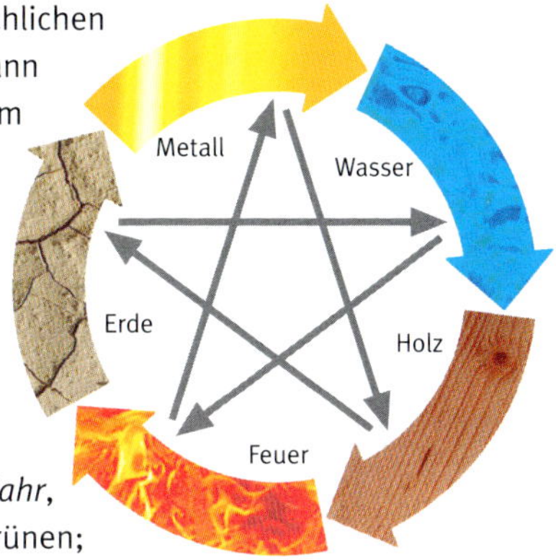

Zuordnung der »Elemente«

Natur				
Fünf Wandlungsphasen	**Jahreszeit**	**Himmelsrichtung**	**Geschmack**	**Farbe**
Metall	Herbst	West	scharf	weiß
Wasser	Winter	Nord	salzig	schwarz/purpur
Holz	Frühjahr	Ost	sauer	grün
Feuer	Sommer	Süd	bitter	rot
Erde	Spätsommer	Mitte	süß	gelb

Mensch				
Fünf Wandlungsphasen	**Yin-Organ**	**Yang-Organ**	**Emotion**	**Sinnesorgan**
Metall	Lungen	Dickdarm	Sorge	Nase
Wasser	Nieren	Blase	Furcht	Ohren
Holz	Leber	Gallenblase	Zorn	Augen
Feuer	Herz	Dünndarm	Freude	Zunge
Erde	Milz	Magen	Nachdenklichkeit	Mund

Störungen der Galle wissen, dass sich Symptome bestimmter Erkrankungen dieses Organs besonders stark im Frühjahr zeigen. Sie kennen vielleicht den Spruch »Jemandem läuft die Galle über« oder »Jemandem ist eine Laus über die Leber gelaufen«. Wissen Sie, wie so jemand reagiert? Mit Reizbarkeit und *Zorn*.

Die diesem zugeordneten Sinnesorgane sind die *Augen*. Eine gestörte Fettverdauung, die ja u. a. mit Leber und Galle in Zusammenhang steht, oder aber auch der Missbrauch von Alkohol, was wiederum die Leber erheblich belastet, können sich durch typische Merkmale in den Augen zeigen.

In der Grafik der 5 Wandlungsphasen können Sie sehen, dass die Elemente sich gegenseitig fördern – jedes entsteht aus dem vorhergehenden, wie die Jahreszeiten – oder sich gegenseitig stören. So kann Holz die Erde stören: Langfristig hat eine Erkrankung von Leber/Galle eine Auswirkung auf die Milz, die mit dem Element Erde gleichgesetzt wird. Andererseits kann Holz das Feuer fördern: Ein gesunder und kräftiger Funktionskreis Leber/Galle wirkt sich positiv auf Herz und Kreislauf aus, denn Leber und Galle haben ebenfalls einen großen Anteil an der Blutbildung.

Alle Funktionskreise werden durch die Meridiane, Energieleitbahnen auf denen

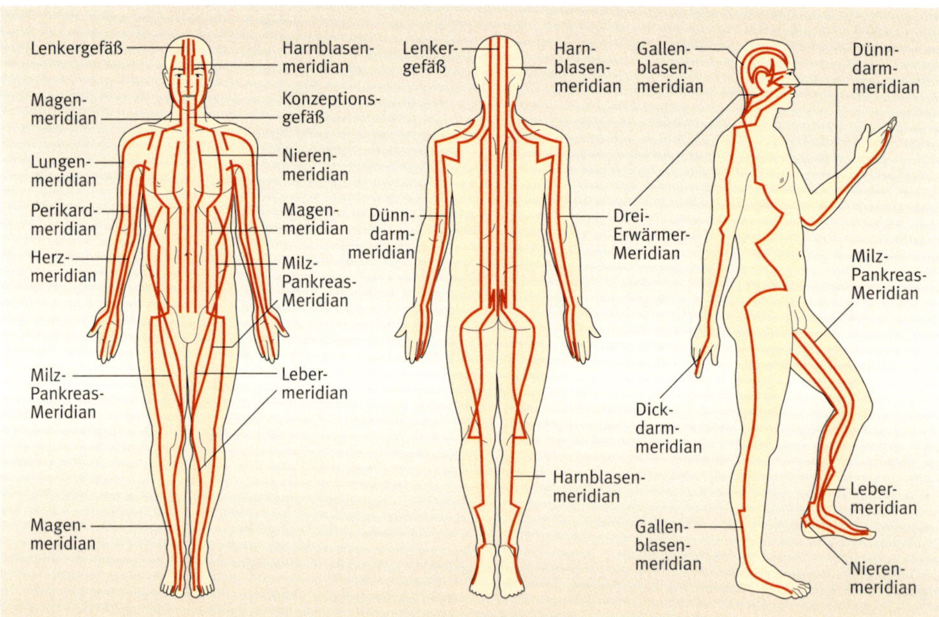

das Qi zirkuliert, miteinander verbunden. Stellen Sie sich das System der Meridiane wie ein großes Netz miteinander verbundener Schläuche vor, mit denen Sie einen großen Garten bewässern. Fließt das Wasser ungehindert, gedeiht und wächst alles in Ihrem Garten. Ist jedoch der Durchfluss an irgendeiner Stelle, beispielsweise durch einen Knick im Schlauch, gestört, hat das Auswirkungen zuerst auf einen Teil des Gartens, dann auf das gesamte System: Vor dem Knick staut sich das Wasser, bis der Schlauch platzt und den entsprechenden Teil des Gartens überflutet, hinter dem Knick wird mangels Flüssigkeit dieser Teil des Gartens austrocknen.

Yin und Yang im menschlichen Körper

Überträgt man dies nun auf den menschlichen Körper, finden wir eine, wenngleich vereinfachte, Entsprechung: Mangel führt zu Leere, Trockenheit und mangelnder Lebenskraft, Fülle führt zu Spannung und einem Übermaß an Qi, das sich z. B. in Fieber äußern kann.
Ein Arzt oder Heilpraktiker, der nach den Prinzipien der chinesischen Medizin behandelt, wird also stets die Gesamtheit im Blick haben. Er wird immer bemüht sein die Ursache, die Wurzel für eine Störung oder Dysbalance zu finden und diese durch entsprechende Maßnahmen wie Akupunktur, Phytotherapie, Tuina oder Medizinisches Qi Gong zu beseitigen oder auszugleichen.
Das Wissen um diese komplexen Zusammenhänge bildet einen Teil des Fundamentes, auf dem das Tai Chi Chuan sich entwickelt hat. Alle Bewegungen des Tai Chi Chuan bilden fließende Übergänge von einem Zustand in den anderen. Vorwärtsbewegungen, sich ausdehnende Bewegungen sind in ihrer Tendenz eher Yang, rückwärts gerichtete, zusammenziehende Bewegungen sind in ihrem Charakter eher Yin. Es gibt eine aktive (Yang) und eine passive (Yin) Hand. Die aktive Hand bzw. die Hand, zu der man schaut, ist eher Yang, die andere Yin. Einer Bewegung nach oben folgt eine Bewegung nach unten usw. Die Differenzierung könnte man noch bis ins kleinste Detail fortsetzen.
Alle Bewegungen haben einen Effekt auf den Körper. Positive Effekte wie vertiefte Atmung, Entwicklung der muskulären Haltekraft, Steigerung der Beweglichkeit, ausgleichende Einflüsse auf das Nervensystem und das Herz-Kreislauf-System sind relativ offensichtlich. Doch wird durch Faktoren wie den anhaltenden Wechsel zwischen Spannung und Entspannung, Dehnungen, Drehungen etc. auch ein Einfluss auf die Meridiane und damit auf das Qi, die Vitalkraft wirksam. Und das wiederum führt dazu, dass sich langfristig Dysbalancen oder Störungen im Gesamtgefüge unseres Organismus durch das Üben von Tai Chi Chuan positiv beeinflussen lassen.

Aspekte des Tai Chi Chuan beim Üben

太極拳

Das Tai Chi Chuan, wie wir es heute kennen, wurde sehr stark von zwei Menschen beeinflusst: von Ma Yueliang (1901–1998), Meisterschüler Wu Jianquans, des Begründers der Wu-Schule und von seiner Ehefrau Wu Yinghua (1907–1996), der Tochter Wu Jianquans. Nach über 70-jähriger Praxis hat Ma Yueliang die fünf Aspekte des Tai Chi Chuan auf kurze, prägnante Weise zusammengefasst. Diese fünf Aspekte, die stilübergreifend Gültigkeit besitzen, möchte ich an dieser Stelle weitergeben. Folgende Punkte sollten beim Tai Chi Chuan beachtet werden.

Jing – Ruhe

Das Bewusstsein ist hochgradig konzentriert, und die Nervenzentren befinden sich in einem angeregten Zustand. Die Atmung ist gleichmäßig, das Qi ist in das Dantian gesunken. Das nennt man die Ruhe des Körpers. Die Bewegungen sind leicht, behände, gewandt und fließend, ohne Stockungen. Das nennt man die Ruhe des Herzens oder der Seele. Sowohl der Körper als auch die Seele sind entspannt. Das nennt man die Ruhe des Geistes.

Die Vorstellung, in der Bewegung die Ruhe zu finden, wird in einem Klassiker beschrieben: »Von der Ruhe kommt die Bewegung, aber die Bewegung behält trotzdem die Ruhe. (...) Den Effekt der Überraschung erreicht man, indem man sich auf die Feinde einstellt.«

Qing – Leichtigkeit

Die Leichtigkeit im Tai Chi Chuan darf man nicht ausschließlich dahingehend verstehen, dass keine Kraft angewendet wird. Die Leichtigkeit ist eine Ergänzung zur Schwere. In dem Klassiker »Taijiquan Jing« heißt es: »Taiji« entsteht aus dem Nichts (Wuji). Es ist das Bindeglied zwischen Bewegung und Ruhe und die Mutter von Yin und Yang.« Hier gilt besonders, was Zhang Sanfeng, der Begründer des Tai Chi Chuan, über das Wesen dieser Bewegungskunst gesagt hat: »In jeder Bewegung soll der ganze Körper leicht und beweglich sein, als wären alle seine Teile auf einem Faden aufgereiht. Qi soll entfaltet werden. Der Geist soll im Inneren angesammelt sein.« Leichtigkeit bedeutet, dass man nicht die plötzlich ausbrechende Kraft anwenden darf, denn dies verhindert, dass die Bewegungen fließend ineinander übergreifen. Außerdem sollte man die »doppelte Schwere« vermeiden, denn diese verhindert, zwischen leer und voll zu unterscheiden. Leichtigkeit kann man auch mit dem Begriff »Geschmeidigkeit« erklären. Leichtigkeit und Geschmeidigkeit sind nicht gleichzusetzen mit Schlaffheit. Schlaffheit und Kraftverschwenden sind die so genannte »doppelte Schwere«. Das ist das größte Tabu im Tai Chi Chuan.

Man – Langsamkeit

Langsamkeit bedeutet keinen Stillstand. Sie beinhaltet das Fließen der Bewegungen ohne Unterbrechungen und verlangt, schrittweise nach den Regeln vorzugehen. Langsamkeit bedeutet: »Einer schnellen Bewegung antwortet man schnell, einer gemächlichen Bewegung folgt man gemächlich.« Jede Bewegung muss genau und perfekt sein. Beim Üben müssen die Bewegungen »wie der Yangze zum Meer« ununterbrochen dahinströmen.

Qie – Gewissenhaftigkeit

Gewissenhaftigkeit hat zwei Bedeutungen. Zum einen sollte man gewissenhaft die Bewegungen ausführen, zum anderen sollte man ernsthaft und solide sein und sich bei jeder Bewegung Mühe geben. Außerdem verlangt die Gewissenhaftigkeit das Studieren und Überprüfen. Bei jeder Übung sollte man genau und gewissenhaft die eigenen Bewegungen auf ihre Richtigkeit überprüfen. Nur so kann man Fortschritte machen.

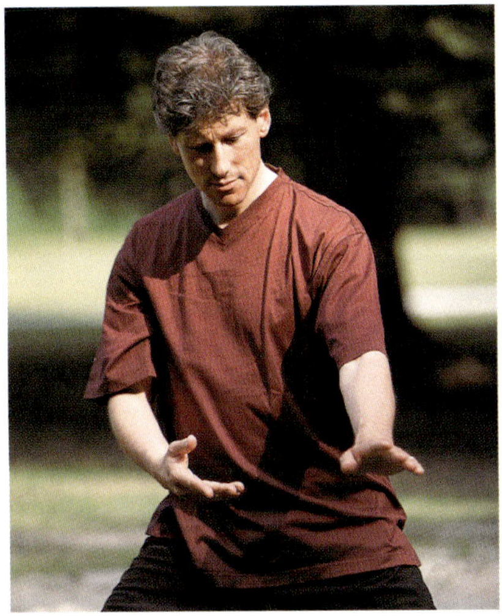

Heng – Ausdauer

Unter Ausdauer ist zuerst die Beharrlichkeit zu verstehen. Ob strenge Kälte oder drückende Hitze, man sollte stets regelmäßig üben. Das ist ein Prozess zur Prüfung des Charakters und der Willensstärke der Lernenden. Außerdem versteht man unter Ausdauer das feste Maß, das heißt, eine gewisse Intensität muss erreicht werden. Nur wer unter dem Motto »mit einem eisernen Willen kann ein Stößel zur Nadel geschliffen werden« übt, kann den wahren Sinn des Tai Chi Chuan erkennen.
Mit einem Wort, die fünf Aspekte Ruhe, Leichtigkeit, Langsamkeit, Gewissenhaftigkeit und Ausdauer sind eng miteinander verbunden und ergänzen und vervollständigen sich gegenseitig. Keiner dieser fünf Aspekte ist entbehrlich.

Vorübungen

Sitzen

Schenken Sie sich ein Lächeln!
Jeden Tag!

Von Schauspielern weiß man, dass die Gestik und vor allem die Mimik das gesamte Befinden beeinflussen. Ist das Gesicht beispielsweise angespannt, sind die Mundwinkel nach unten gezogen, die Stirn zusammengezogen, so verändert sich nach und nach die muskuläre Spannung des Körpers, der Hautwiderstand erhöht sich und selbst die Organe reagieren auf diese doch nur äußerliche Veränderung. Es dauert nicht lange und man fühlt sich, wie man ausschaut. Eine schlechte Verfassung wiederum spiegelt sich auch nach außen wider – auf unserem Gesicht, in unserer Haltung und Bewegung.

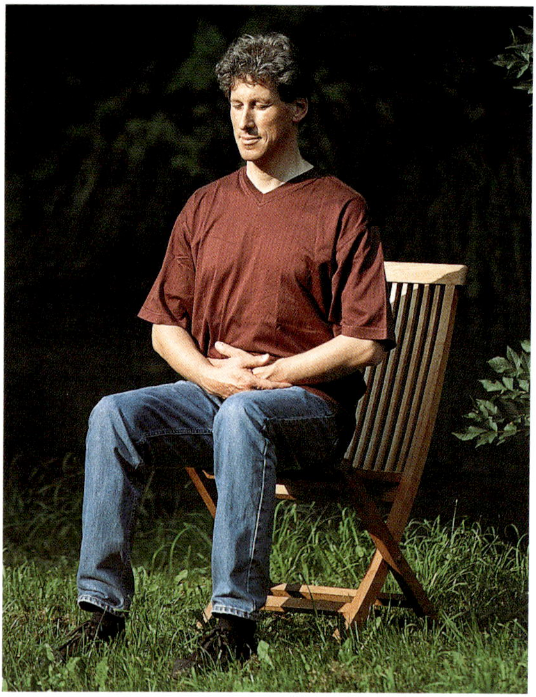

Wie schön wäre es da, wenn es eine Technik gäbe mit der man diesen Kreislauf durchbrechen könnte. Das »Innere Lächeln« ist eine solche Übung. Es wird, sobald Sie diese Übung für sich gemeistert haben, Ihr Leben vielleicht etwas beschaulicher machen und dazu führen, dass das Üben des Tai Chi Chuan leichter und entspannter gelingt.

Entspannte Haltung – entspannter Geist

Setzen Sie sich nun also in eine für Sie geeignete Position: Dies kann der einfache Schneidersitz oder der etwas schwierigere (halbe) Lotussitz sein; es kann das Sitzen auf einem Hocker oder Stuhl sein.
Ihre Hände ruhen mit den Handflächen auf den Oberschenkeln. Heben Sie aus dieser Position heraus beide Schultern zu den Ohren hoch und atmen bei dieser Bewegung tief durch die Nase ein. Lassen Sie die Schultern beim Ausatmen mit einem befreienden Seufzer fallen. Wiederholen Sie dies noch zweimal. Nehmen Sie eine angenehme, aufrechte

Haltung ein. Denken Sie daran, dass der Rücken sich öffnen sollte wie ein Tor, damit die Vitalenergie frei und ungehindert fließen kann. Die Schultern hängen etwas nach vorne, damit auch das freie Atmen nicht behindert wird. Das Kinn wird leicht in Richtung Brustbein zurückgezogen; dadurch kann sich die Halswirbelsäule strecken und die Durchblutung des Kopfes wird gefördert. Schließen Sie Ihre Augen und schauen Sie durch die geschlossenen Lider nach vorne in Richtung Boden, ungefähr fünf Meter vor der eigenen Nasenspitze ruht der Blick. Die Zungenspitze liegt mit sanftem Druck vorne oben am Gaumen an.

Legen Sie Ihre Hände auf den Unterbauch bzw. das Dantian (die Erläuterung dieses Begriffes finden Sie bei den Angaben zur Körperhaltung im Tai Chi Chuan, S. 45).

Als Frau platzieren Sie Ihre rechte Hand unter der linken bzw. als Mann die linke unter der rechten Hand.

Nehmen Sie für die nächsten Minuten Abschied von den Dingen, mit denen Sie sich vor dieser Übung noch beschäftigt haben, vergessen Sie, zumindest für diese Zeit, die Dinge, die Sie noch beschäftigen werden.

Am Anfang genügt es, fünf Minuten in Stille zu sitzen. Sie können selbstverständlich die Länge der Übung beliebig ausdehnen und auch unabhängig von anderen hier vorgestellten Übungen praktizieren.

Lassen Sie Ihren Atem frei und ungehindert fließen. Sollten Sie zu Beginn der Übung das Bedürfnis haben, noch einige Male zu seufzen, so geben Sie diesem Wunsch nach. Wichtig ist und bleibt, dass Sie sich in jedem Moment Ihres Übens wohl fühlen.

Nun geht es weiter: Die Gesichtszüge lockern sich, die Kaumuskeln und damit die Kiefergelenke entspannen sich. Die Zähne liegen nur leicht aufeinander. Die Bereiche um die Augen, zwischen den Augenbrauen und die Schläfen entspannen sich ebenfalls nach und nach.

Lassen Sie ein sanftes Lächeln um Ihren Mund spielen. Sollte Ihnen dieses Lächeln schwer fallen, so helfen Sie sich, indem Sie sich etwas Angenehmes vorstellen, etwas, das Ihnen in Ihrem bisherigen Leben vielleicht einmal Freude bereitet hat. Das Innere Lächeln muss nicht unbedingt nach außen hin sichtbar sein; wichtig ist, dass Sie es spüren.

Die Aufmerksamkeit halten

Konzentrieren Sie sich auf dieses Lächeln – nicht mehr und nicht weniger. Lassen Sie dieses Lächeln nach und nach zu den Augen steigen. Können Sie die wohltuende Wirkung dieses doch so einfachen Lächelns spüren? Genießen Sie das Lächeln und im Laufe der Zeit werden Sie merken, dass dieses Lächeln nicht nur auf Ihre Lippen beschränkt bleibt, sondern sich im gesamten Körper ausbreiten kann.

Sollten die Gedanken abschweifen, nehmen Sie dies im Verlauf der Übung lediglich zur Kenntnis. Kehren Sie stets zum Lächeln und der Wahrnehmung des Lächelns zurück. Wie Wolken, die an der Spitze eines Berges hängen bleiben, abregnen und sich auf diese Weise auflösen, so lösen sich auch Ihre Gedanken auf und geben den Blick wieder frei.

Erholung für den Alltag

Nach Ablauf der Übungszeit lassen Sie die Aufmerksamkeit allmählich nach außen wandern. Sie nehmen verstärkt die Geräusche und die Situation um sich herum wahr. Verharren Sie noch für einige Sekunden mit geschlossenen Augen in Ihrer Position. Zum Abschluss atmen Sie tief durch die Nase ein und durch den Mund aus; öffnen Sie beim Ausatmen langsam wieder Ihre Augen und lösen Sie die Zungenspitze vom Gaumen. Nehmen Sie die Hände vom Unterbauch, legen Sie sie wie zu Beginn mit den Handflächen nach unten auf Ihre Oberschenkel.

Recken Sie langsam die Arme nach oben und strecken Sie Ihre Glieder wie nach einem langen, erfrischenden Schlaf. Gähnen Sie mehrmals kräftig. Nehmen Sie sich die Zeit, sich im Anschluss an das innere Lächeln ausgiebig zu dehnen und zu gähnen. Sie werden sich danach umso frischer und erholter fühlen.

Lockern und kräftigen

In den Jahren des Trainings habe ich viele verschiedene Vorübungen zum Tai Chi Chuan kennen gelernt. Einige sehr effektive Übungen habe ich hier zusammengestellt. Im ersten Teil finden Sie Übungen, deren Schwerpunkt auf der Lockerung des Körpers und verspannter Muskelpartien liegt. Im zweiten Teil finden Sie sechs elementare Dehnübungen, die die Beweglichkeit fördern, die Gelenke geschmeidig machen und die Muskulatur auf sanfte Weise dehnen und kräftigen. Bezogen auf die Meridianlehre der chinesischen Medizin wirken die Lockerungs- und Kräftigungsübungen gezielt auf den freien Fluss der Vitalenergie, des Qi, ein. Somit lernen Sie auf diesem Wege zehn Übungen kennen, die Sie auch unabhängig von Ihrem Training des Tai Chi Chuan verwenden können. Als Vorbereitung auf das Tai Chi Chuan sollten Sie möglichst alle Übungen durchführen. Der Körper sollte, ähnlich wie beim Training von Ausdauersportarten, »aufgewärmt« sein, um die Verletzungsgefahr zu minimieren. Lassen Sie sich bei der Umsetzung der einzelnen Übungen Zeit, genießen Sie es, zu spüren, wie der Körper im Laufe der Übungen und mit zunehmender Erfahrung lockerer und beweglicher wird. Die Anweisungen zur Atmung können Sie zu Beginn getrost außer Acht lassen. Atmen Sie ruhig, gleichmäßig und vor allem natürlich ein und

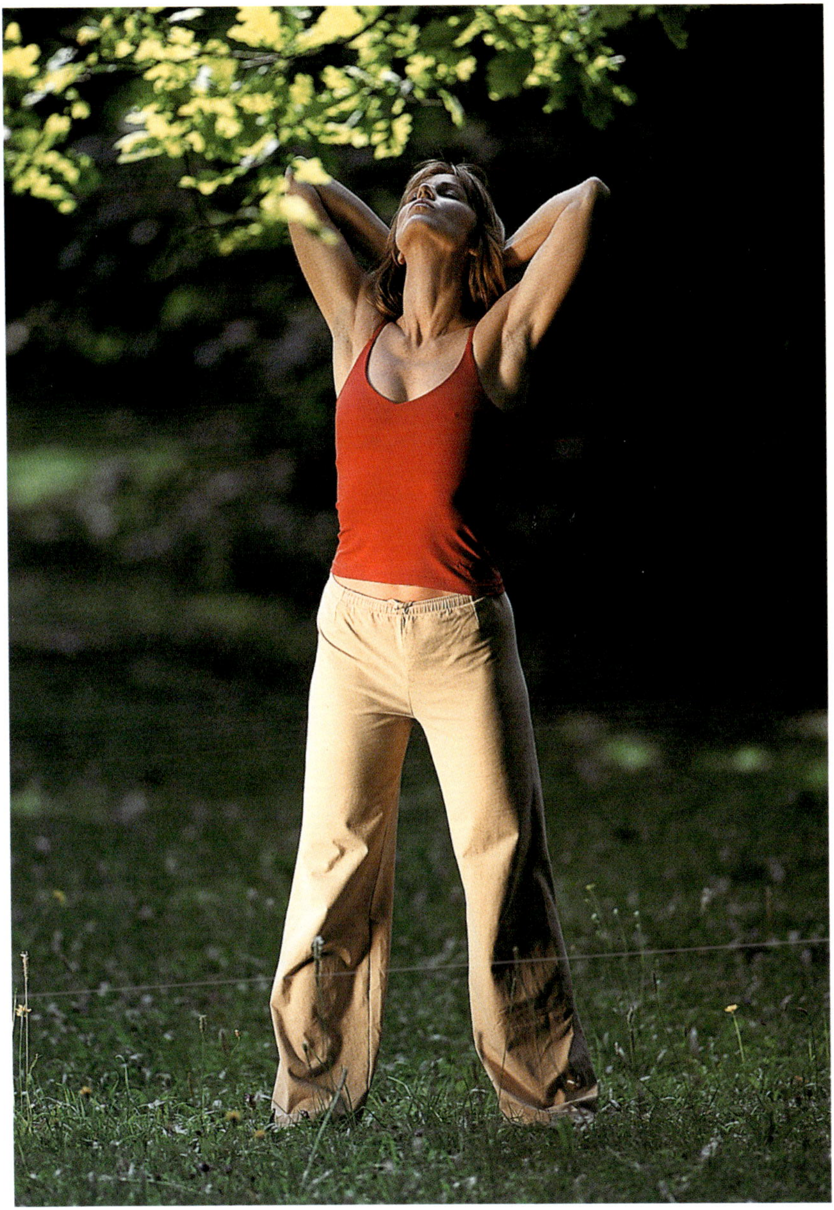

aus. Werden Sie sicherer bei der Durchführung, integrieren Sie nach und nach die (korrekte) Atmung, wie beschrieben, in Ihr Vorbereitungstraining. Ist keine konkrete Atemanweisung angegeben, gilt: Die Atmung ist ruhig, gleichmäßig, natürlich.

Arme schwingen I

Stellen Sie sich so hin, dass die Füße schulterbreit und die Fußinnenkanten parallel zueinander stehen. Die Knie sind leicht gebeugt, Arme und Hände hängen locker an den Körperseiten (siehe auch S. 42).
Heben Sie nun die Arme so weit nach vorne hoch, dass die Daumen der mit den Handflächen zum Boden weisenden Hände sich auf Nabelhöhe befinden.
Lassen Sie die Arme locker »fallen«.
Schwingen Sie die Arme vor und zurück. Die Arme bleiben bei diesem Schwingen schulterbreit voneinander entfernt, die Handflächen weisen stets nach hinten bzw. beim Schwung nach vorne etwas nach unten.
Schwingen Sie die Arme ca. 2 Minuten.

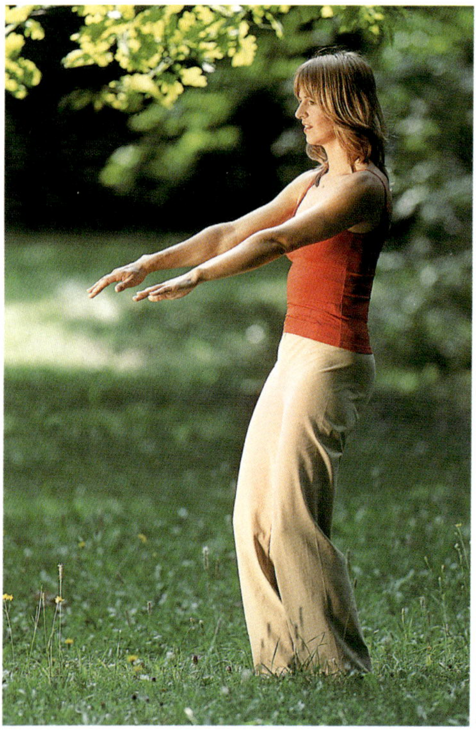

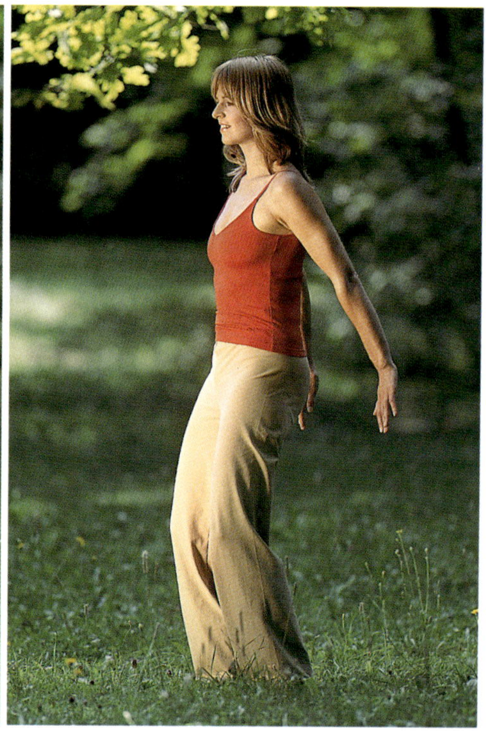

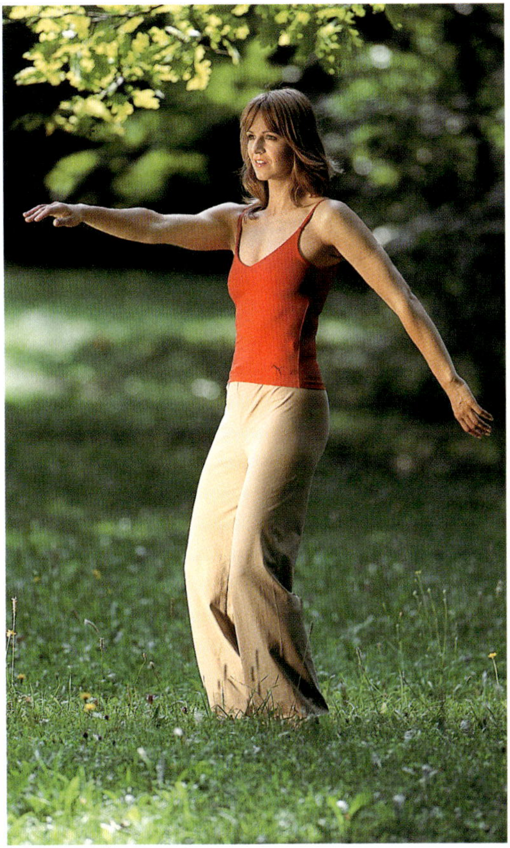

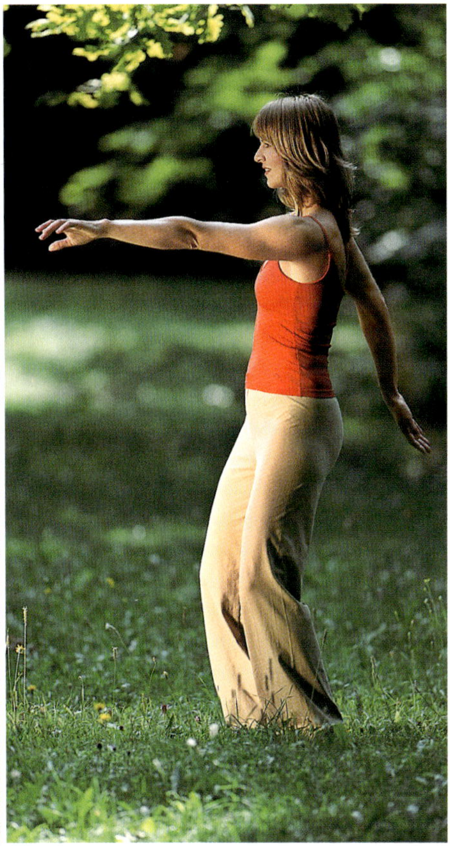

Die Armschwünge werden locker aus dem Schultergelenk ausgeführt. Stellen Sie sich vor, Ihre Arme seien zwei schwere, starke Seile, die, an der Schulter befestigt, hin und her pendeln. Die Ellbogen werden nicht zu sehr gebeugt. Hände nur bis Nabelhöhe nach vorne oben schwingen lassen. Der Blick ist stets nach vorne gerichtet.

Arme schwingen II

Die Übung wird ähnlich wie die vorhergehende ausgeführt. Der Unterschied besteht darin, dass diesmal die Arme wechselseitig geschwungen werden. Ein Arm schwingt nach vorne, einer nach hinten. Dabei dreht sich der Oberkörper sanft in der Taille.
Schwingen Sie die Arme ca. 2 Minuten wie oben beschrieben.

Schauen Sie nach vorne. Belasten Sie beide Beine gleichermaßen, verlagern Sie nicht Ihr Gewicht beim Schwingen der Arme.

Arme schwingen III

Nehmen Sie die Grundposition (1) wie zuvor beschrieben ein. Drehen Sie mit Schwung Ihren Oberkörper nach links und dann nach rechts. Lassen Sie dabei die Arme locker um Ihren Körper »fliegen« (2, S. 33). Schauen Sie bei der Drehung des Oberkörpers über die Schulter der gleichen Seite nach hinten Richtung Boden (3, S. 33). Der Kopf beginnt mit der Drehung, der Rumpf folgt, die Arme »fliegen« hinterher. Sollte Ihnen der Blick nach hinten unangenehm sein, schauen Sie während dieser Übung weiterhin nach vorne; lediglich Ihr Rumpf dreht sich und die Arme schwingen um den Körper.
Führen Sie die Übung ca. 2 Minuten lang durch.

1
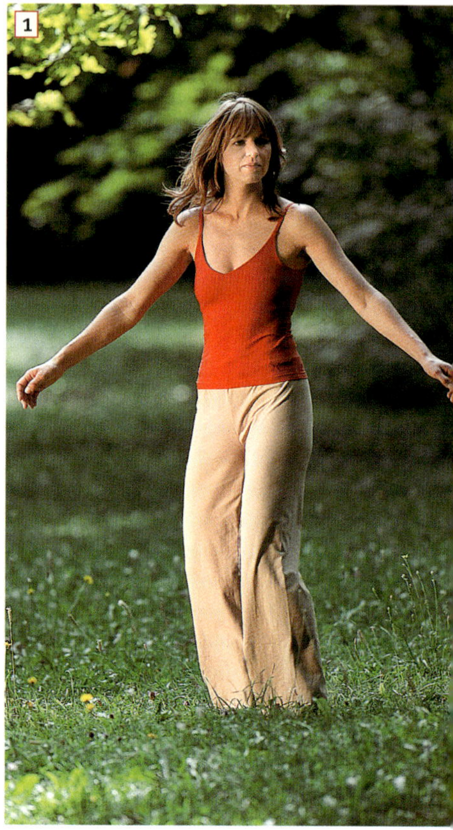

Nicht das Gewicht verlagern. Gleichmäßig schwingen; langsam beginnen und allmählich steigern.

Arme schwingen IV

Stellen Sie Ihre Füße in doppelt schulterbreiten Abstand. Heben Sie langsam die Arme seitlich nach oben, die Handflächen weisen zum Boden. Haben die Arme die Schulterhöhe erreicht (1, S. 34), lassen Sie sie locker fallen und vor dem Körper bzw. der Brust nach oben schwingen. Dabei kreuzen sich die Handgelenke auf Brusthöhe; die Handflächen weisen zum Körper (2, S. 34). Anschließend schwingen die Arme wieder zur Seite nach oben und wieder zurück. Kreuzen Sie die Handgelenke so, dass einmal die linke Hand und beim nächsten Mal die rechte Hand innen ist. Die Hände befinden sich etwa 20 cm vor der Brust.

2

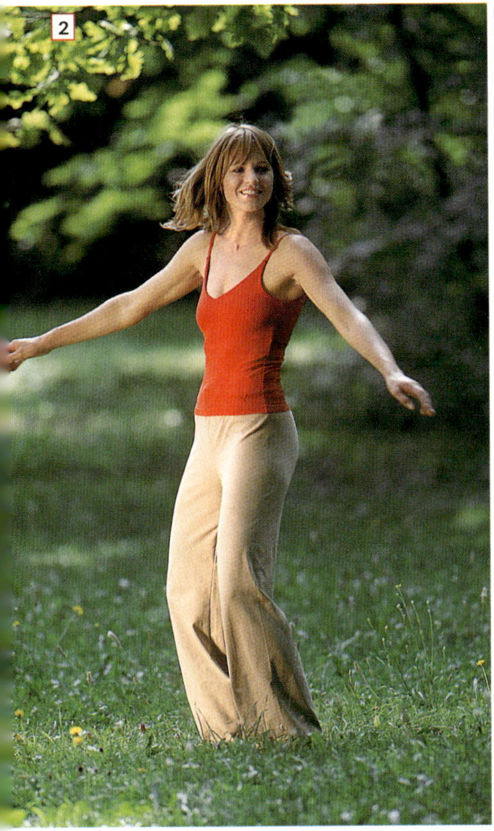

3

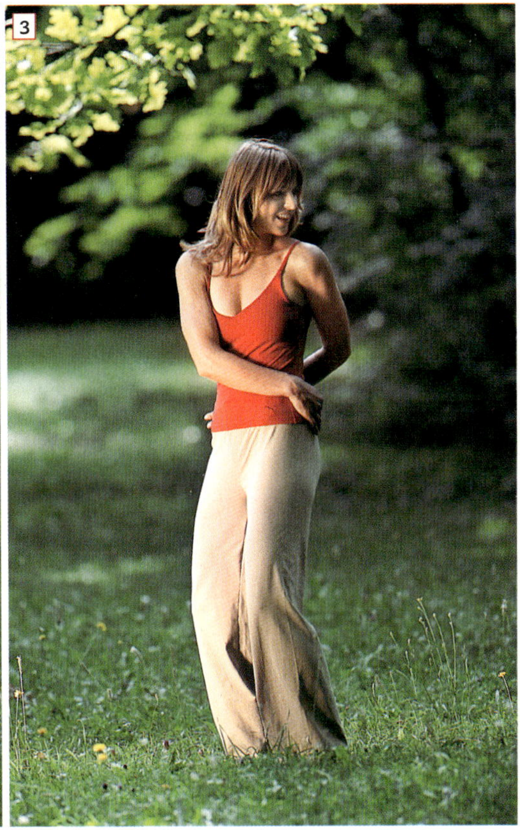

Üben Sie zunächst dieses Schwingen der Arme. Der zweite Teil dieser Übung bezieht die Beine in die Bewegung ein: Schwingen Sie die Arme vor der Brust, lassen Sie sich langsam nach unten sinken, indem Sie die Beine stärker beugen – sich also tiefer »setzen«. Zählen Sie zwei Schwünge und lassen Sie sich sinken, zählen Sie weitere zwei Schwünge und strecken Sie langsam wieder die Beine, ohne sie jedoch durchzustrecken. Der Po sinkt ca. 20 cm nach unten, anschließend steigt er wieder diese ca. 20 cm nach oben. Führen Sie die Übung ca. 2 Minuten lang durch.

Rücken gerade halten; nicht ins Hohlkreuz fallen. Nicht die Arme »führen« oder festhalten.

Allen Übungen ist gemeinsam, dass sie mit der größtmöglichen Lockerheit

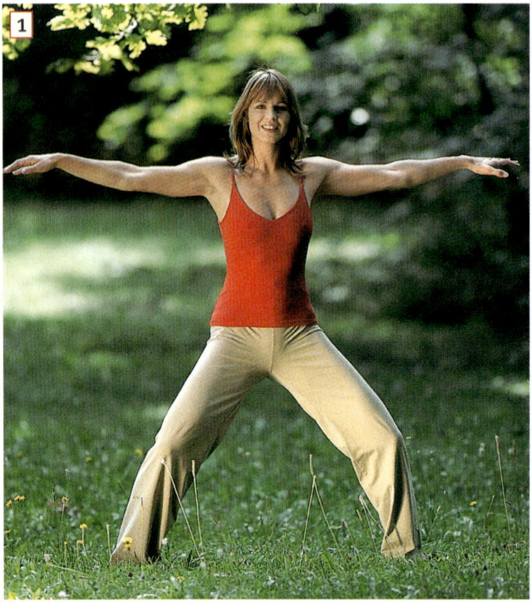

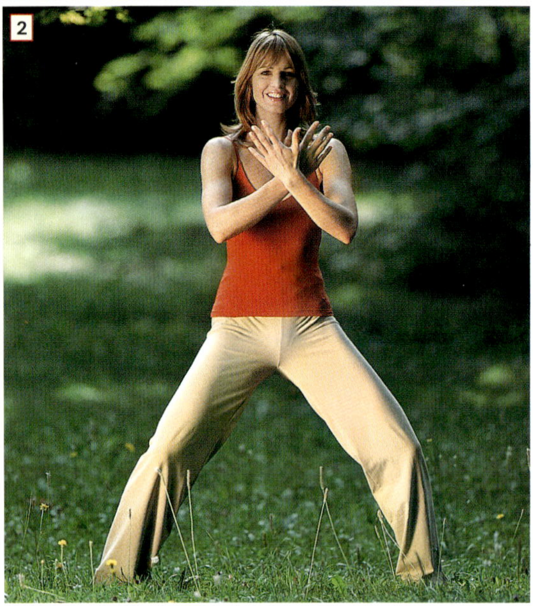

durchgeführt werden. Die Muskeln im Schulterbereich werden hierbei besonders angesprochen und – korrekt durchgeführt – können auch hartnäckige Verspannungen auf diesem Wege gelöst werden. Lassen Sie sich nicht entmutigen, wenn es nicht auf Anhieb klappt. Beharrlichkeit und Geduld führen stets zum Ziel. Immer.

Dehnen

Die hier vorgestellten Dehnübungen bewirken einerseits eine Erhöhung der Beweglichkeit, andererseits wirken sie positiv auf die Meridiane ein. Blockaden des Qi, die sich in (punktuellen) Schmerzen oder Verspannungen äußern können, können durch diese Übungen aufgelöst werden. In Ihrer Gesamtheit wirken diese Dehnübungen harmonisierend und stärkend (psychisch und physisch), fördern die Durchblutung und die Entgiftung des Organismus. Als Vorbereitung auf die Durchführung der Tai-Chi-Chuan-Form sind sie, gerade auch in Kombination mit den Lockerungsübungen, hervorragend geeignet.
Die Reihenfolge der Übungen kann nach eigenen Vorlieben abgewandelt werden; wenn möglich sollte jedoch die hier vorgestellte Reihenfolge beibehalten werden.
Kurze Empfehlungen zur Ausführung schließen sich jeder Übung an. Zur Atmung kann man grundsätzlich sagen:

Sie sollte natürlich und gleichmäßig erfolgen. Wie bei anderen Sportarten auch, atmet man in der Regel im entspannten Zustand ein und in der Anspannung aus. Beim Halten einer Position atmet man gleichmäßig weiter. Versuchen Sie, die Ausführung so entspannt wie möglich anzugehen. Der Einsatz von zu viel Kraft und Ehrgeiz zahlt sich nicht aus; ein zu hoher Krafteinsatz kann sogar eher schädigend sein. Versuchen Sie bei einer Dehnung weniger aktiv als vielmehr passiv zu dehnen. Wie muss man sich das vorstellen? Nehmen wir ein Beispiel: Sie lassen Ihren Oberkörper im Stand, mit gestreckten Beinen nach vorne hängen. Dies bewirkt eine Dehnung der Beinrückseiten. Nun können Sie versuchen mit aller Kraft Ihre Nasenspitze ans Knie zu bekommen oder aber sich durch das Eigengewicht des Oberkörpers mehr und mehr nach unten ziehen zu lassen. Der Effekt ist annähernd der Gleiche, doch die zweite Variante ist sehr viel angenehmer, gesünder und wohltuender. Eine ausschließlich passive Dehnung ist natürlich nicht bei jeder der vorgestellten Übungen möglich; hin und wieder werden Sie den Hinweis finden, eine Haltung aktiv zu verstärken, doch sollte dies immer in Maßen geschehen.
Jede Position verfügt über ein Spannungs- und ein Entspannungsmoment. Nehmen Sie den wohltuenden Wechsel zwischen diesen Extremen während des Übens bewusst wahr. Genießen Sie Ihre Kraft bei der Dehnung und erholen Sie sich bei der anschließenden Entspannung.
Atmen Sie während der gesamten Abfolge der sechs Dehnübungen durch die Nase ein und durch den Mund aus. Das Ausatmen durch den Mund unterstützt die angestrebte Entspannung.

Dehnung der Milz-, Magen- und Pankreasmeridiane

Nehmen Sie den Fersensitz ein. Ihre Knie sind zwei faustbreit auseinander.

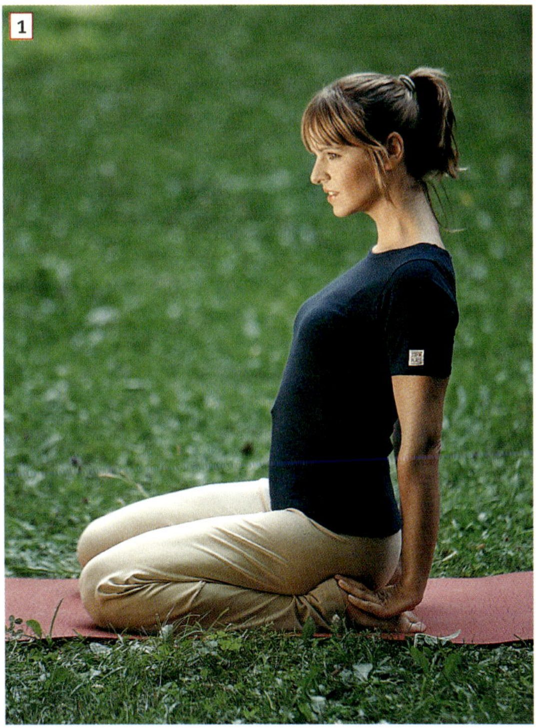

2
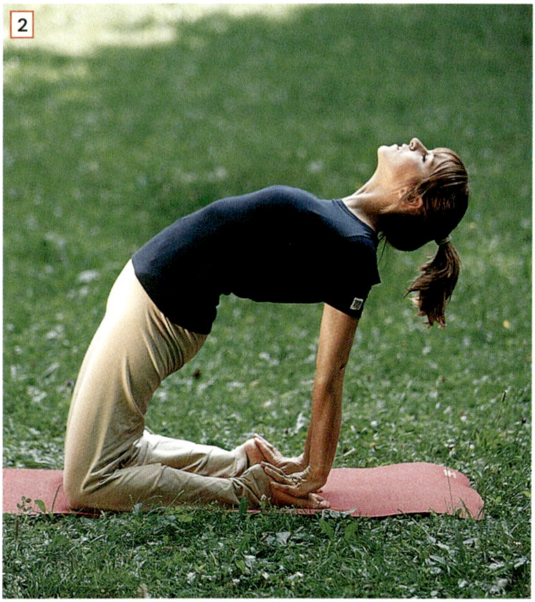

Legen Sie Ihre Handflächen mit den Fingerspitzen zu den Fersen gerichtet auf Ihre Fußsohlen (1, S. 35).
Heben Sie Ihr Becken von den Fersen und drücken Sie es nach oben; halten Sie diese Position (2). Kehren Sie anschließend zum Fersensitz zurück. Beugen Sie nun den Oberkörper nach vorne, bis Ihre Stirn den Boden berührt; legen Sie Ihre Arme seitlich der Beine ab und entspannen Sie sich für einige Augenblicke (3). Richten Sie sich langsam auf und wiederholen Sie die Übung.

Dehnung für 3 Atemzüge halten;
Diese Übung insgesamt 3-mal wiederholen.

3
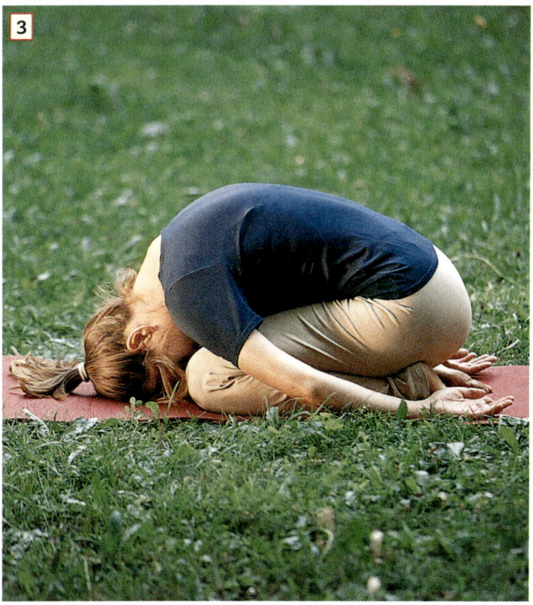

Dehnung der Lungen- und Dickdarmmeridiane

Stellen Sie sich in die Ausgangsposition: Füße schulterbreit und Fußinnenkanten parallel zueinander. Führen Sie Ihre Hände hinter dem Rücken mit ineinander gehakten Daumen zusammen, die Fingerspitzen zeigen zum Boden (1, S. 37). Strecken Sie Ihren Körper, bevor Sie Ihren Oberkörper weit nach vorne und unten beugen. Lassen Sie Ihre Beine gestreckt; Arme und Hände bewegen sich gleichzeitig und ebenfalls gestreckt in Richtung Kopf (2, S. 37). Richten Sie sich langsam auf und entspannen Sie für einen Augenblick (3, S. 37). Wiederholen Sie die Übung.

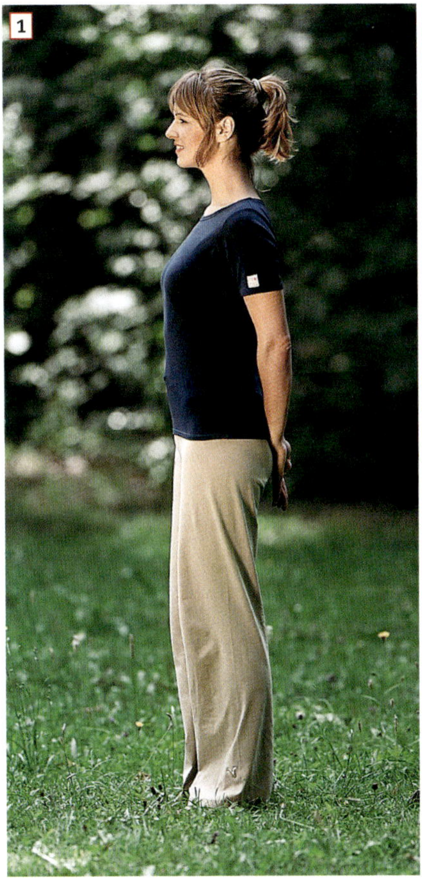
1

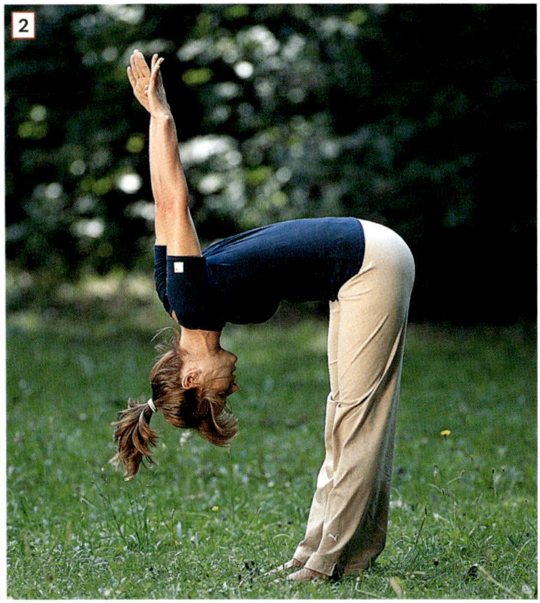
2

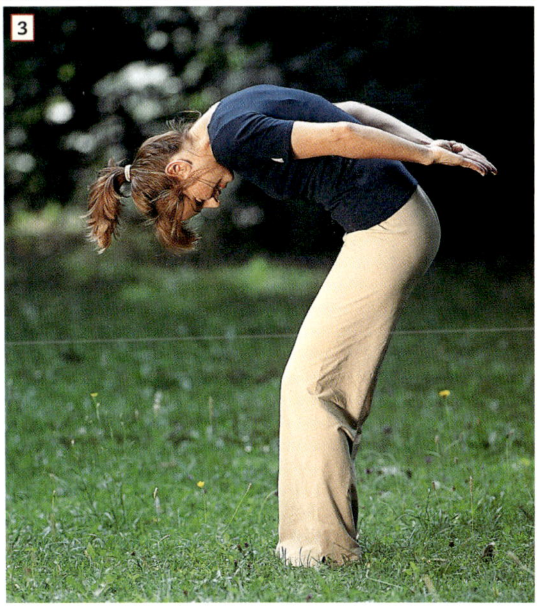
3

Dehnung für 3 Atemzüge halten; Übung insgesamt 3-mal wiederholen. Sollte sich bei der Beugung nach vorne leichter Schwindel einstellen, legen Sie den Kopf in den Nacken und schauen Sie in Richtung Boden. Richten Sie sich auf, indem Sie die Knie leicht beugen und den Rücken »rund« machen.

Dehnung der Blasen- und Nierenmeridiane

Stellen Sie sich in die Ausgangsposition: Füße schulterbreit und Fußinnenkanten parallel zueinander. Heben Sie Ihre Arme nach vorne über den Kopf. Schauen Sie Ihren Händen hinterher (1). Strecken Sie Ihren gesamten Körper und beugen Sie langsam mit gestreckten Beinen den ebenfalls gestreckten Oberkörper weit nach vorne und unten; schieben Sie Ihren Po, so weit es geht, nach hinten.

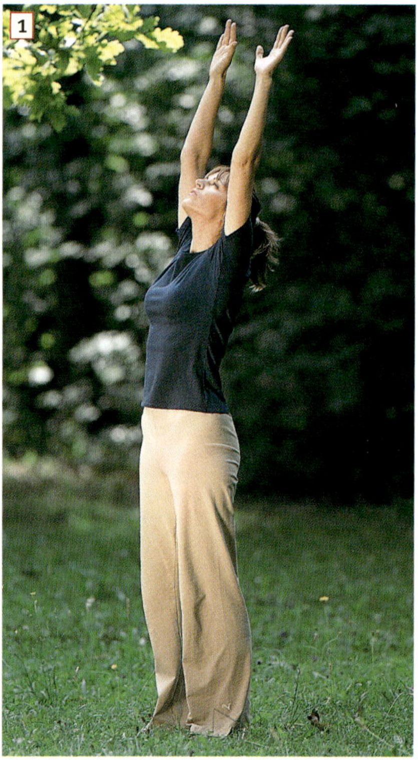

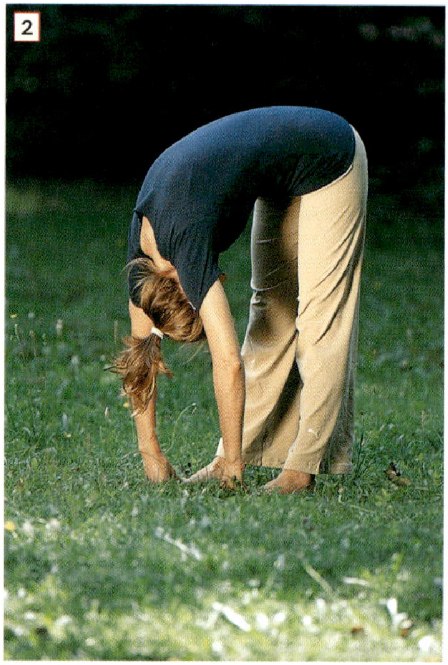

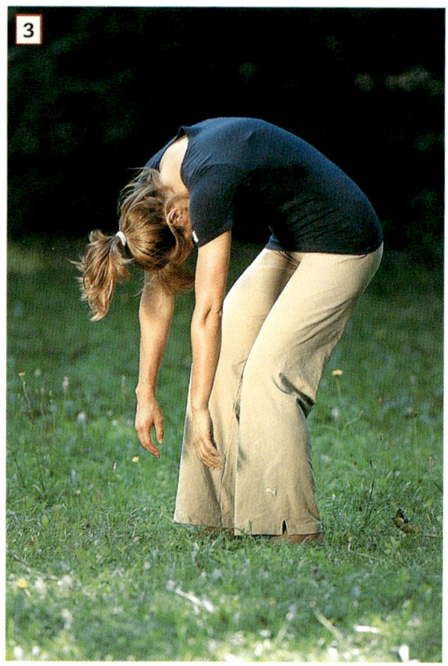

Versuchen Sie unter die Zehen zu greifen. Sollte das nicht gelingen, umfassen Sie Ihre Unterschenkel so weit unten, wie es Ihnen möglich ist. Ziehen Sie Ihren Rumpf sanft nach unten, schauen Sie zu Ihren Knien (2, S. 38). Lösen Sie schlagartig die gesamte Spannung, indem Sie Ihren Körper etwas zusammensacken lassen: Die Knie etwas beugen, den Oberkörper, Arme und Kopf einfach nach unten hängen lassen. Richten Sie sich aus dieser Position sehr langsam und mit »rundem« Rücken, Wirbel für Wirbel, wieder auf. Strecken Sie erst nach und nach Ihre Beine. Lassen Sie Kopf und Arme so lange hängen, bis Sie vollständig aufgerichtet sind (3, S. 38). Zum Schluss richtet sich auch die Halswirbelsäule mit dem Kopf auf.

Übung 6-mal wiederholen. Bei Kreislaufproblemen: Kopf in gebeugter Position in den Nacken legen und in Richtung Boden schauen.

Dehnung der Leber- und Gallenblasemeridiane

Setzen Sie sich mit ausgestreckten Beinen auf den Boden; winkeln Sie das linke Bein so an, dass der linke Fuß mit der Sohle an der Innenseite des rechten Oberschenkels anliegt. Senken Sie das linke (gebeugte) Knie möglichst weit zum Boden. Drehen Sie Ihren Oberkörper etwas nach links und legen Sie die rechte Hand mit der Hand(außen)kante innen neben den rechten Fuß.
Heben Sie nun den linken Arm über Ihren Kopf und lassen Sie den Oberkörper nach rechts Richtung rechtes Bein sinken (1). Die linke Hand bzw. der linke Arm zieht zum rechten Fuß hin und bewirkt eine Dehnung der linken Seite.
Verharren Sie in dieser Position, richten Sie sich dann langsam (!) auf und führen Sie die Bewegung anschließend zur anderen Seite aus.

1
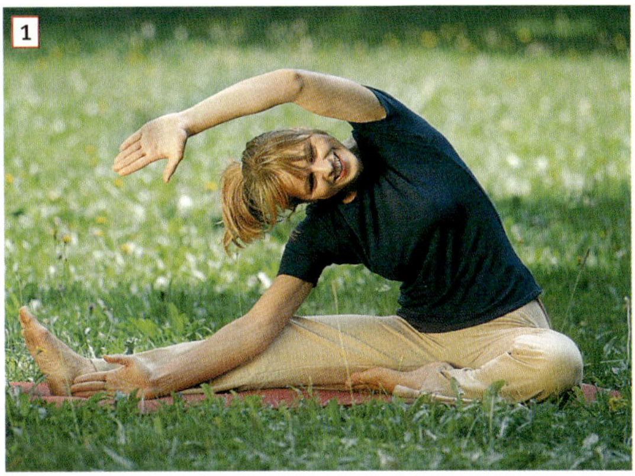

2
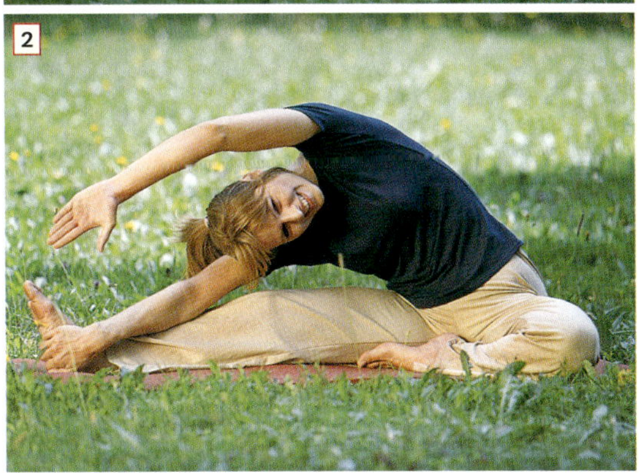

Als Steigerung dieser Übung kann die am gestreckten Bein anliegende Hand auch um die Ferse des entsprechenden Fußes herumgreifen (2, S. 39) und sich dort festhalten oder die Dehnung durch leichten Zug verstärken.

Dehnung für 3 Atemzüge halten; Übung insgesamt 3-mal zu jeder Seite wiederholen.

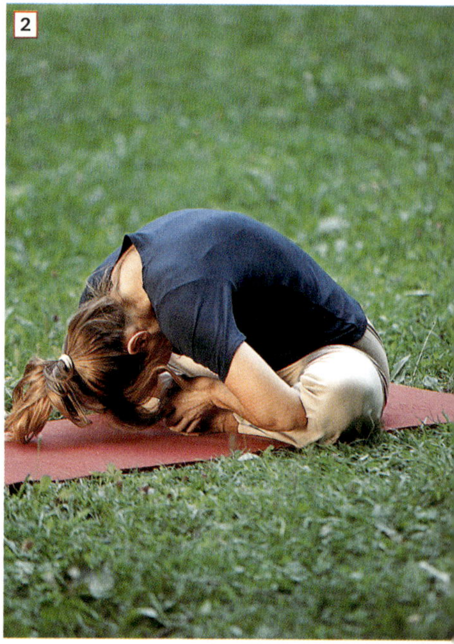

Dehnung der Herz- und Dünndarmmeridiane

Legen Sie Ihre Fußsohlen gegeneinander, umfassen Sie mit beiden Händen Ihre Füße.
Lassen Sie Ihre Knie eine Weile seitlich auf- und abwippen, Ihre angewinkelten

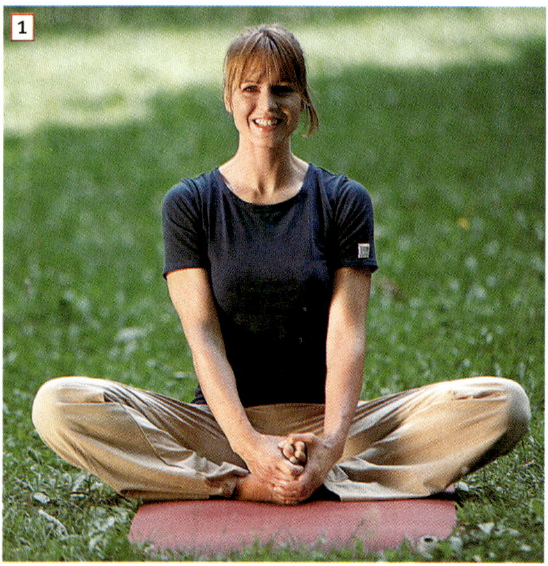

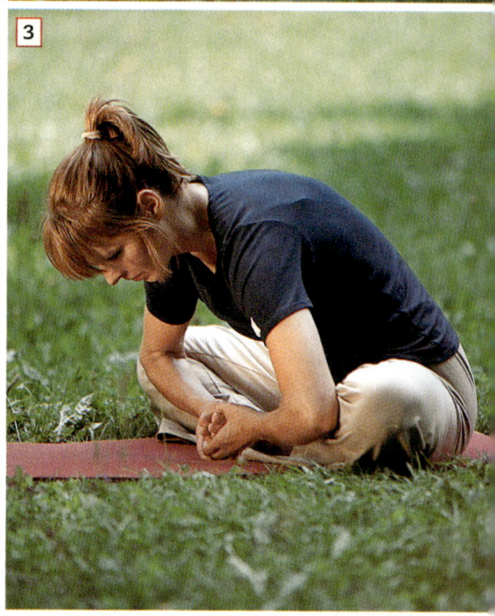

Beine schlagen wie die Flügel eines Vogels (1, S. 40). Halten Sie inne und ziehen Sie sich langsam nach vorne und unten. Versuchen Sie mit Brust und Kopf Ihre Füße zu erreichen (2, S. 40). Richten Sie sich anschließend wieder auf (3, S. 40) und entspannen Sie für einen kurzen Moment, bevor Sie die Übung wiederholen.

Dehnung für 3 Atemzüge halten;
Übung insgesamt 3-mal wiederholen.

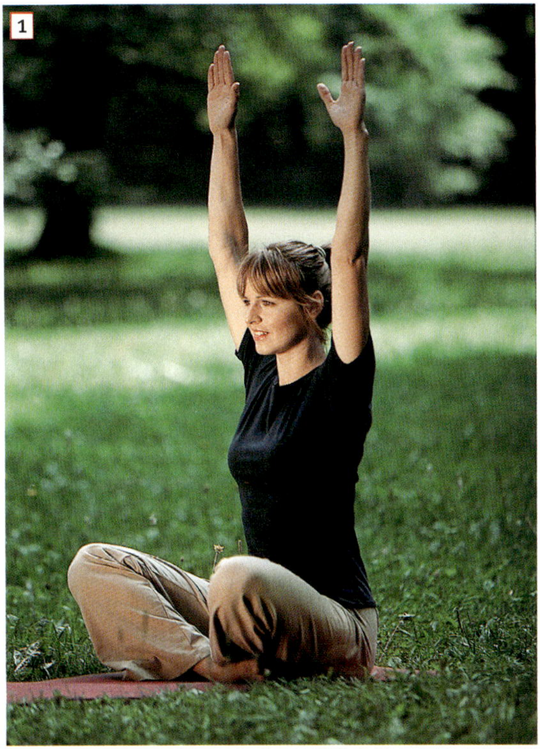

Dehnung der Perikard- und dreifachen Erwärmer-Meridiane

Setzen Sie sich in den Schneidersitz, die Hände locker auf den Knien liegend. Heben Sie Ihre Arme nach vorne über den Kopf, strecken Sie Ihre Arme kurz nach oben (1). Beugen Sie Ihren Oberkörper nach vorne, dabei werden die Arme vor der Brust überkreuzt. Legen Sie Ihre rechte Hand auf das linke, die linke Hand auf das rechte Knie. Versuchen Sie mit Ihren Ellbogen und mit Ihrem Kopf so weit wie möglich Richtung Boden zu gelangen (2). Anschließend richten Sie Ihren Oberkörper wieder auf und strecken die Arme nach oben. Bei der Wiederholung werden Beine und Arme gewechselt: einmal linkes Bein und rechter Arm, dann rechtes Bein und linker Arm vorne.

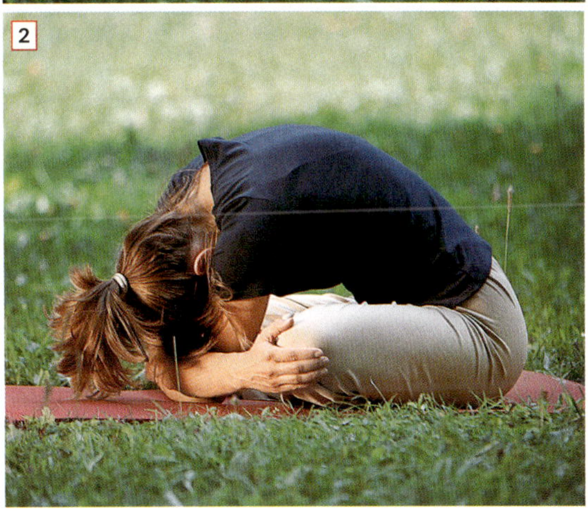

Dehnung für 3 Atemzüge halten;
Übung insgesamt 3-mal wiederholen.

Atmung beim Tai Chi Chuan

Es wird immer wieder gefragt, wie die Atmung bei der Durchführung der Tai-Chi-Chuan-Form zu erfolgen habe. Die Antwort ist kurz und enthält die wesentlichen Elemente: Die Atmung sollte stets natürlich und gleichmäßig sein. Achten Sie zu Beginn, beim Erlernen der Form in erster Linie auf die richtige Haltung des Körpers und eine korrekte Durchführung der Bewegungsabfolgen. Ist Ihr Körper locker, geschmeidig und durchlässig, wird sich die Atmung im Laufe der Zeit anpassen. Ihre Atmung wird ganz von alleine weicher und tiefer, Ihr Atemfluss wird ruhiger und gleichmäßiger.
Durch das Zulassen einer solch natürlichen Entwicklung, werden Sie schon nach kurzer Zeit feststellen, dass sich umgekehrt Ihre Bewegungen an diese Form der Atmung anpassen: Die Abfolge der Figuren wird langsamer, ruhiger, gleichmäßiger. Kann sich Ihre Atmung auf natürliche Weise entfalten, bekommen Sie auch in der Ausführung des Tai Chi Chuan eine große Natürlichkeit.

Körperhaltung

Atmung und Bewegung sind zwangsläufig abhängig von der Grundhaltung des Körpers. Ist die Haltung verkrampft, können sich die Bewegungen und die Atmung nicht entfalten. Um eine harmonische Bewegung zu ermöglichen, sollten Sie die folgenden Punkte beim Üben beachten:

- Ihre Füße haben festen Kontakt zum Boden, die Fußsohlen sind (in der Stand-Grundposition) vollständig belastet. Das Gewicht geht weder zu sehr nach vorne auf die Zehenballen noch zu sehr auf die Fersen oder die Fußinnen- oder -außenkanten. Stellen Sie sich vor, Ihre Fußsohlen seien über tiefe Wurzeln mit dem Boden verwachsen. Bäume die ein ausgeprägtes Wurzelwerk haben, sind gegen (fast) alle Witterungseinflüsse gefeit. Sie stehen fest und können sich dank ihrer Wurzeln auch im Sturm beugen, ohne umzufallen. Haben Ihre Füße guten Bodenkontakt, werden Sie sich sicher und verwurzelt fühlen.
- Ihre Knie sind leicht gebeugt. Je nach Alter können Sie die Knie etwas mehr oder etwas weniger beugen, die Kniescheibe sollte aber nicht über die Linie der Zehenspitzen nach vorne hinausragen. Dies gilt sowohl für das Stehen mit gebeugten Knien als auch für das Gehen im Tai-Chi-Chuan-Schritt.
- Drehen Sie Ihre Knie leicht nach außen, ohne dass der Kontakt der Füße zum Boden sich dabei verändert. Sie werden eine leichte Spannung in den Beinen verspüren, die sich bis zum Becken nach oben fortsetzt. Achten Sie unbedingt darauf, dass sich die Knie in einer Linie mit den Füßen befinden.
- Ihr Becken ist aufgerichtet. Das Steißbein wird dabei zum Boden gesenkt. Um

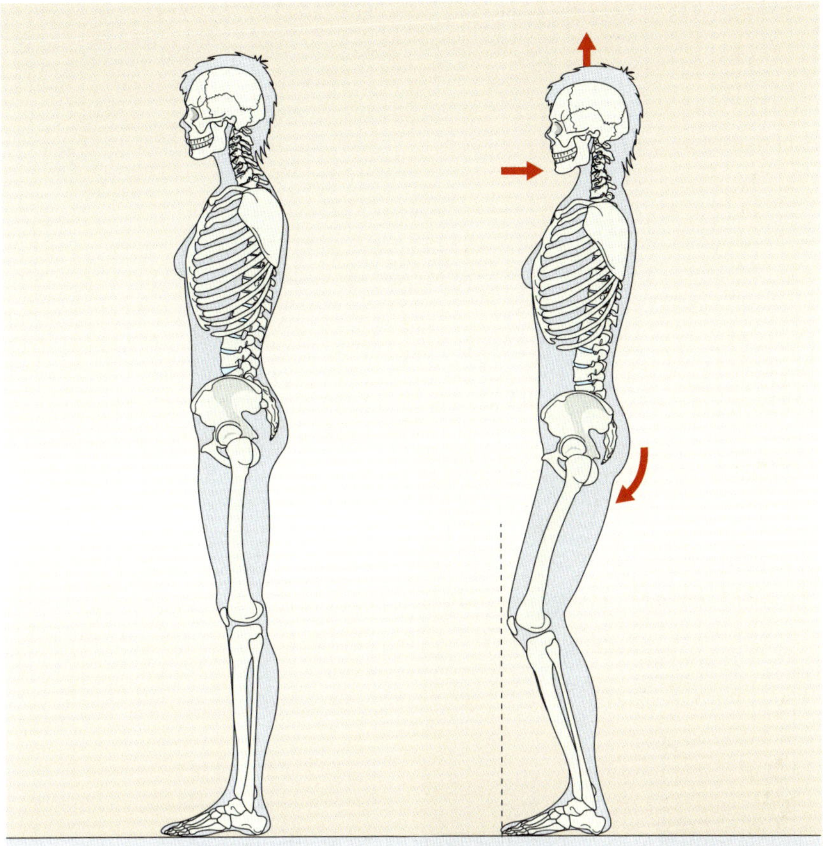

dies zu bewerkstelligen, können Sie sich eines einfachen Bildes bedienen: Stellen Sie sich vor, dass an Ihrem Steißbein eine Schnur befestigt ist, an der ein Gewicht hängt. Lassen Sie nun Ihr Becken bzw. Ihre Beckenmuskulatur locker, werden Sie spüren, wie Ihr Steißbein allmählich nach unten gezogen wird. Dadurch richtet sich das Becken auf, die Lendenwirbelsäule streckt sich und die Bandscheiben in diesem Bereich werden entlastet.

- Der Oberkörper ist aufrecht, die Brust wird »hohl« gemacht. Versuchen Sie den aufgerichteten Oberkörper zu entspannen, indem Sie die Schultern nur leicht etwas nach vorne sinken lassen. Dabei verschieben sich die Schulterblätter geringfügig nach außen, weg von der Wirbelsäule. Durch diese einfache

Haltungskorrektur wird der gesamte Brustkorb entspannt und der Atem kann frei und ungehindert ein- und ausströmen. Die Arme hängen locker zu den Seiten Ihres Körpers, dabei sind Ihre Handflächen zu den Außenseiten der Oberschenkel gedreht.

- Der Kopf »schwebt« aufrecht nach oben. Halten Sie den Kopf so, als würde er, einem mit Gas gefüllten Ballon gleich, nach oben streben. Das Kinn wird dezent Richtung Brustbein gezogen. Sie werden spüren, wie sich Ihre Halswirbelsäule dabei streckt. In dieser Haltung kann sich das Zwerchfell freier bewegen, was wiederum eine vertiefte Atmung möglich macht.

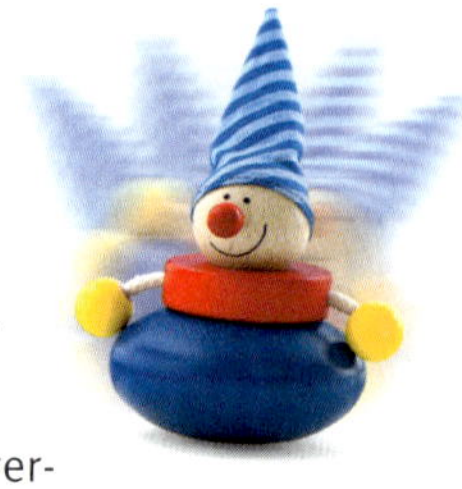

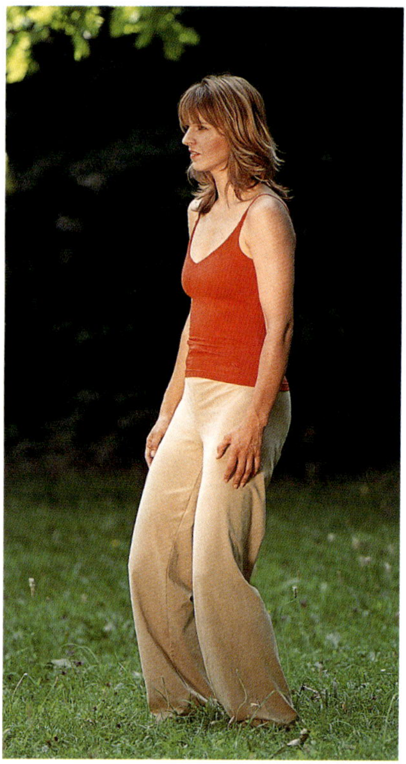

Schwebt der Kopf nach oben, kann der Körper ohne all zu große Anstrengung nach unten »hängen«. Versuchen Sie zu spüren, wie nach und nach der Schwerpunkt Ihres Körpers nach unten sinkt. Einem Stehaufmännchen gleich ist der Oberkörper leer und leicht, während die Basis sich schwer und standfest anfühlt.

Oben leer, unten voll. Dies ist die Regel, die Sie auch bei der Ausführung der Tai-Chi-Chuan-Form stets beachten sollten.

Noch ein kleiner Hinweis: Die Zungenspitze liegt vorne oben am Gaumen an. Legen Sie die Spitze Ihrer Zunge sanft an den oberen Gaumen, ein kleines Stück von den Schneidezähne nach hinten in Richtung Gaumendach. Durch diese Haltung der Zunge wird nicht nur der Zungengrund und damit ein Teil des aktiven Sprachapparates entspannt, es werden ebenfalls die Speicheldrüsen angeregt, was sich in erhöhtem Speichelfluss bemerkbar machen kann.
Wie Sie bereits zuvor gelesen haben, geht man in der chinesischen Medizin

davon aus, dass das Qi, die Vitalkraft, auf Meridianen, durch den Körper zirkuliert und dabei jeden Bereich des gesamten Körpers mit Vitalkraft versorgt. Zwei der wichtigsten Meridiane verlaufen auf der Rück- und der Vorderseite des Körpers; sie heißen Dumai oder auch Lenkergefäß auf der Körperrückseite und Renmai oder Dienergefäß auf der Körpervorderseite. Da sie genau über die Körpermitte verlaufen, ist die Verbindung dieser Meridiane im Mundbereich unterbrochen. So wie ein Lichtschalter einen Stromkreis schließt, so bewirkt das Anlegen der Zunge an den oberen Gaumen nun, dass der Kreislauf der beiden genannten Meridiane geschlossen wird und so das Qi in ihnen frei und ungehindert fließen kann.

Die Aufmerksamkeit wird zum unteren Dantian gelenkt. Dantian bedeutet im übertragenen Sinne »Feld des himmlischen Elixiers« oder »Unsterblichkeitspille«. In früheren Zeiten ging man davon aus, dass Unsterblichkeit erlangte, wer diese Bereiche des Körpers durch entsprechende Übungen pflegte. Spricht man von Dantian bezieht man sich in erster Linie auf drei Punkte: das untere Dantian im Unterbauch, etwas unterhalb des Nabels, das mittlere Dantian im Brustbereich, auf Höhe der Thymusdrüse und das obere Dantian zwischen den Augenbrauen, auf Höhe der Hirnanhangdrüse.

Die Dantian spielen in der chinesischen Medizin und allen Techniken, die sich

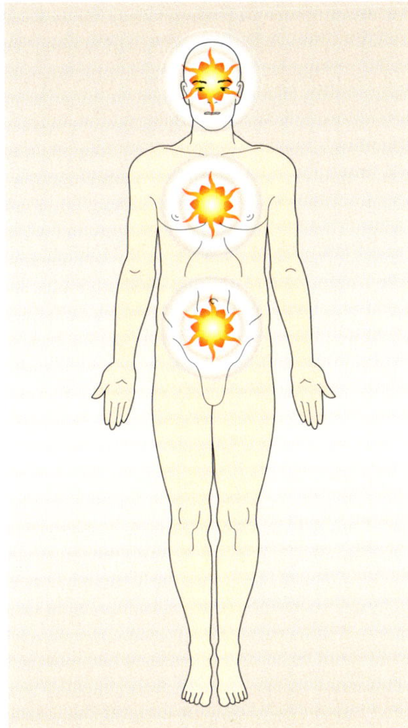

mit der Kultivierung der Vitalkraft beschäftigen, eine wichtige Rolle. Ebenso sind sie in allen ursprünglichen Kampfsportarten bekannt.

Sie könnten an dieser Stelle natürlich fragen »Warum habe ich davon noch nie gehört?«. Oder zu dem Schluss gelangen, dass das Wissen um die Dantian in den asiatischen Kulturkreis gehört und nichts mit dem zu tun hat, was uns hier beschäftigt. Nun, man könnte vereinfacht auch sagen, ein Dantian ist nichts anderes als ein großer Plexus. Ein Plexus ist laut Definition ein netzartiges

Geflecht von Lymphgefäßen, Venen und Nerven. Diese Gefäße versorgen und steuern die Funktionen unserer Organe und bestimmter Körperregionen.
Was hat das Wissen um diese Plexi mit Kampfsport und vor allem mit dem Tai Chi Chuan zu tun? Wie Sie wissen, ist Tai Chi Chuan ebenfalls ein Kampfsport und ein gezielter Schlag oder Stoß auf einen Plexus bewirkt mitunter eine Unterbrechung der Versorgung in der betreffenden Körperregion. Und dies kann wiederum zu körperlichen oder neurologischen Ausfallerscheinungen führen.
Andererseits können durch die Konzentration auf bestimmte Areale des Körpers durchaus positive Aspekte beobachtet werden: Förderung der Durchblutung, Regulierung der Herzfrequenz usw. Techniken wie das Autogene Training haben sich dies zu Nutze gemacht, um u. a. über den Einfluss auf das vegetative Nervensystem, das ja normalerweise unserem bewussten Zugriff entzogen ist, einen Entspannungszustand hervorzurufen.
So fördern Sie durch das Üben der korrekten Körperhaltung und die Ausrichtung Ihrer Aufmerksamkeit Ihre Gesundheit und Ihr Wohlbefinden – ohne viel dafür tun zu müssen.
Wie ich bereits im vorangegangenen Kapitel zur Atmung betont habe, sollten Sie sich auch hier nicht dem Druck aussetzen, alles von Anfang an richtig zu machen.

Haltung und Bewegung stehen am Beginn Ihres Übens. Beginnen Sie in kleinen Schritten.

In der folgenden Kalligrafie sind die wichtigsten Punkte die Körperhaltung betreffend (von links oben nach rechts unten) noch einmal zusammengefasst:

von links nach rechts:

Aufrechte Haltung des Kopfes

Gerader Rücken

Becken senken

虛 涵 鬆
領 胸 腰
頂 拔 垂
勁 背 臀

von links nach rechts:

Aufrechtes Steißbein

Schulter senken und Ellbogen herabhängen lassen

Atem zum Dantian leiten

尾 沉 氣
閭 肩 沉
中 墜 丹
正 肘 田

Fuß- und Beinstellung

»Er setzte hinzu, dass die Bewegung sehr einfach wäre; dass jedes Mal, wenn der Schwerpunkt in einer geraden Linie bewegt wird, die Glieder schon Kurven beschrieben; und dass oft, auf eine bloß zufällige Weise erschüttert, das Ganze schon in eine Art von rhythmische Bewegung käme, die dem Tanz ähnlich wäre.«

Heinrich von Kleist (1777–1811),
über das Marionettentheater

Im Folgenden werden die wichtigsten Positionen bzw. Beinstellungen, die in der 24-Bilder-Form enthalten sind, vorgestellt.

Ping Xing Bu (eben/gehen, Schritt)

Ausgangsposition

Die Füße stehen schulterbreit, das entspricht etwa der Läge eines Fußes zwischen den Fußinnenkanten. Achten Sie darauf, dass beide Füße bzw. Beine gleichmäßig belastet sind und Ihre Fußsohlen festen Kontakt zum Boden haben. Halten Sie die Knie etwas gebeugt (außer zu Beginn und am Ende der 24-Bilder-Form). Ihre Knie zeigen in die gleiche Richtung wie Ihre Zehen. Ihr Rücken ist aufgerichtet, der Kopf »schwebt« nach oben, das Kinn ist etwas nach hinten, Richtung Brustbein gezogen und Ihre Schultern hängen locker nach unten.

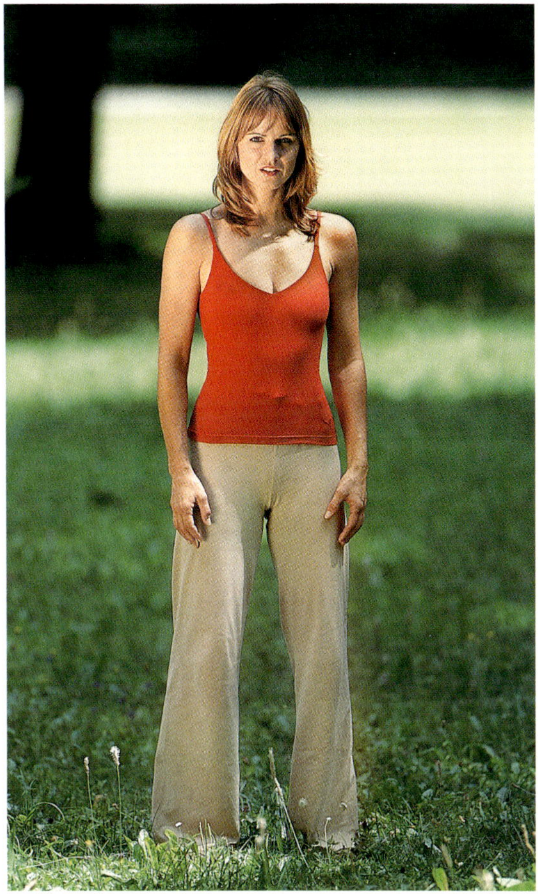

Gong Bu (Bogen, Schritt)

Bogenschritt

Beim Bogenschritt ist das vordere Bein gebeugt, das hintere Bein gestreckt; das Körpergewicht ruht auf dem vorderen Bein. Das Gewicht ist zu ca. 70 Prozent auf das vordere Bein und zu ca. 30 Prozent auf das hintere Bein verteilt. Das

Knie des vorderen, gebeugten Beines zeigt in die gleiche Richtung wie die Zehenspitzen, steht ungefähr über diesen, überragt sie allerdings nicht.

Dies ist ein besonders wichtiger Punkt, der bei der Durchführung der Form ständig beachtet werden sollte: Das vordere, gebeugte Knie darf nicht über die Zehenspitzen hinausragen, da ansonsten auf Dauer Schäden im Kniegelenk nicht ausgeschlossen werden können. Ausnahmen von dieser Regel bilden lediglich Übergangsbewegungen, bei denen der Wechsel von einer Position zur nächsten vonstatten geht.

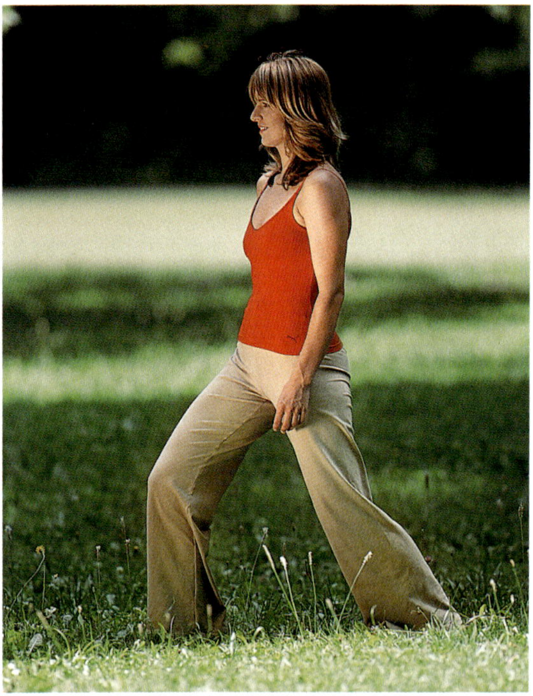

Der Fuß des hinteren, gestreckten Beines ist um 45 Grad nach außen gedreht; auch der hintere Fuß hat vollen Bodenkontakt.
Schaut man sich den Bogenschritt von vorne an, so kann man sehen, dass die Fersen eine Fußlänge auseinander stehen. Zieht man zwischen beiden Beinen eine gerade Linie mit gleichem Abstand zum rechten wie zum linken Fuß, so befindet sich die Körpermitte (die Linie vom Nabel gerade nach unten) über der am Boden befindlichen Linie.

Xu Bu (leer, Schritt)

Leerer Schritt/Stand
Bei diesem Stand bzw. Schritt ruht das Gewicht auf dem (gebeugten) hinteren Bein (1, S. 49). Der hintere Fuß ist 45 Grad zur Bewegungsrichtung auswärts gedreht, das Knie des belasteten Beines weist in die gleiche Richtung wie die Zehenspitzen des entsprechenden Fußes. Das Steißbein steht bei dieser Position in gerader Linie über der Ferse des hinteren Fußes. Der Oberkörper bzw. die Schultern zeigen in Bewegungsrichtung. Das vordere Bein wird entspannt gestreckt (2, S. 49). Der vordere Fuß steht, von vorne betrachtet, in gerader Linie mit der Ferse des hinteren Fußes. Für den Fuß des vorderen, unbelasteten Beines gibt es zwei mögliche Positionen:

- der Fuß wird mit den Zehenballen aufgesetzt,
- der Fuß wird mit der Ferse aufgesetzt.

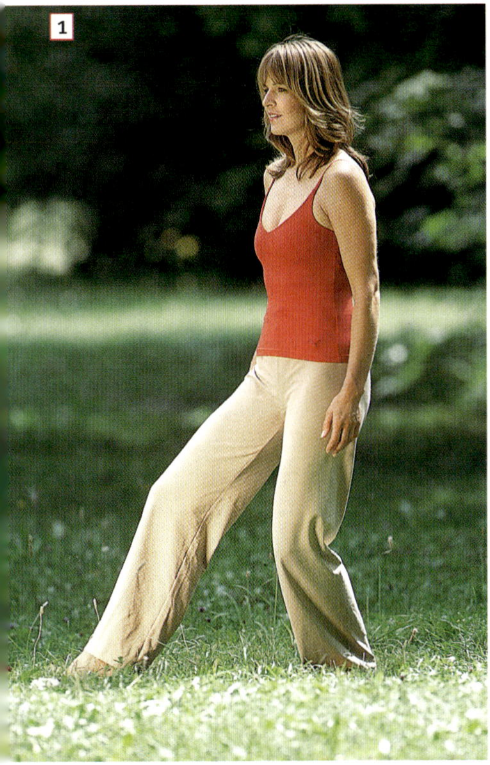

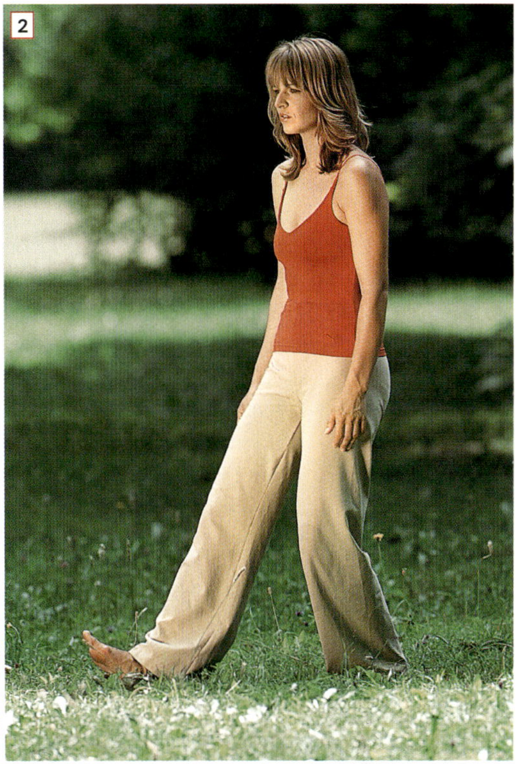

Setzt der Fuß mit den Zehenballen auf, ist das Bein im Knie leicht angewinkelt. Dies entspricht der natürlichen Haltung des unbelasteten Beines.

Setzt der Fuß mit der Ferse auf, ist das Bein gestreckt, die Zehen sind etwas nach oben gerichtet. Der Kraftaufwand beim Halten der Füße ist minimal.

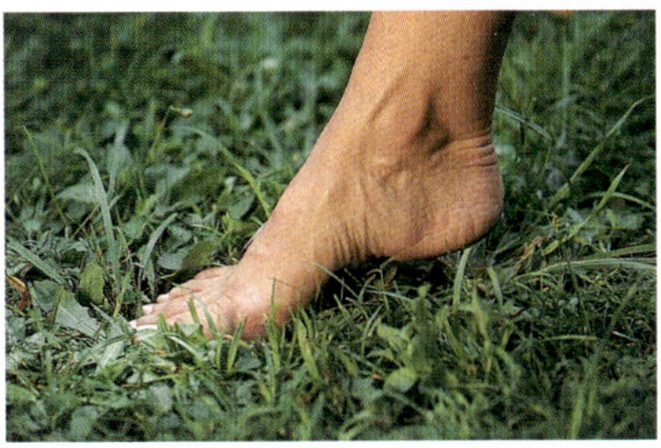

Der Oberkörper wird gerade gehalten; nicht nach hinten lehnen. Das unbelastete Bein ist völlig entspannt; das Knie des entsprechenden Beines darf niemals nach hinten durchgedrückt werden; es verbleibt stets eine minimale Beugung im Kniegelenk.

Pu Bu (sinken/ausgestreckt, Schritt)

Halber Hockstand/Gleitschritt

Diese Position sollte gerade zu Beginn des Trainings sehr vorsichtig geübt werden. Bei diesem Stand gehen Sie auf einem Bein sehr tief in die Hocke, während das andere Bein gestreckt wird. Der hintere, belastete Fuß wird um 70 bis 80 Grad zur Bewegungsrichtung nach hinten gedreht, der vordere, unbelastete Fuß wird um 20 bis 30 Grad zur Bewegungsrichtung nach innen gedreht. Der Fersenrand des belasteten Fußes steht in einer geraden Linie zu den Zehenspitzen des unbelasteten Beines. Beide Füße berühren mit der gesamten Sohle den Boden. Das Knie des belasteten Beines zeigt in die gleiche Richtung wie die Zehenspitzen des entsprechenden Fußes.

Ihr Oberkörper ist zur Seite gedreht, in die Öffnung der Beine. Schauen Sie bei dieser Position in die Bewegungsrichtung. Die Gewichtsverlagerung wird durch die Drehung des Rumpfes in Bewegungsrichtung eingeleitet. Anschließend verlagern Sie in einer gleichmäßigen und fließenden Bewegung Ihr Gewicht auf das zuvor gestreckte Bein. Das vordere Bein wird also in der Bewegung gebeugt, das hintere gestreckt.

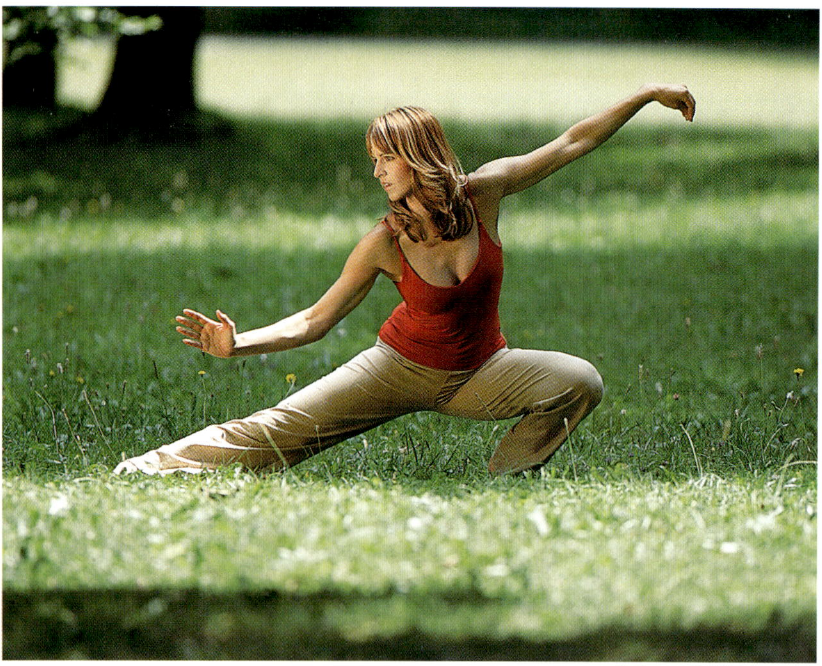

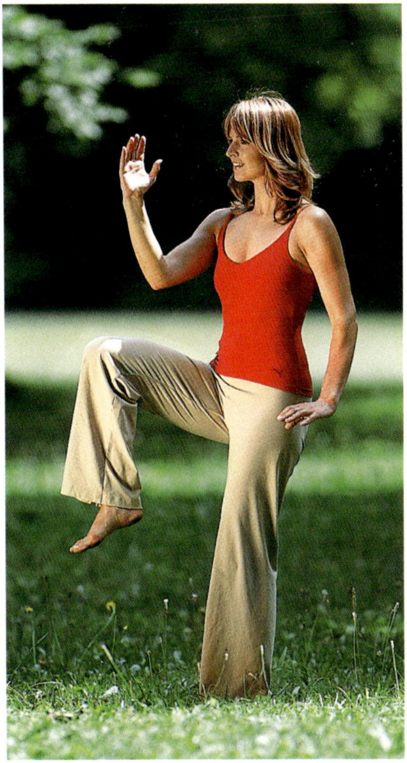

Du Li Bu (einzig/nur, stehen, Schritt)

Einbeiniger Stand
Dieser Stand ist auch unter dem Namen Jin Ji Du Li (Jin: Gold, golden; Ji: Hahn) bekannt.
Hierbei verlagern Sie Ihr Gewicht auf das Standbein; das Steißbein steht in senkrechter Linie zur Ferse des belasteten Beines bzw. Fußes. Der belastete Fuß wird um 45 Grad zur Bewegungsrichtung nach außen gedreht, das Knie gebeugt, der Oberkörper aufrecht.

Das unbelastete Bein wird so hoch wie möglich gehoben, wobei Unterschenkel und Fuß dieses Beines locker nach unten hängen. Der Fuß wird nicht gebeugt.

Diese Position trainiert das Gleichgewicht und die Aufmerksamkeit. Sie hilft das innere und äußere Gleichgewicht zu stärken und zu stabilisieren.

Schritte

Eine der Basisübungen des Tai Chi Chuan ist das Gehen. Beim Gehen ist v.a. darauf zu achten, dass
- die Schritte gleichmäßig und fließend ausgeführt werden,
- die Gewichtsverlagerung korrekt erfolgt,
- die Abstände stimmen und
- die Winkel, in denen der Körper geführt wird, korrekt sind.

Das Gehen sollte jedem längeren Training vorangestellt werden, da es eine sehr gute Vorbereitung auf die Durchführung der Form darstellt.

Vorwärtsbewegung: Der Bogenschritt

Der Oberkörper ist aufrecht, die Schultern entspannt, die Hände können auf die Hüften gestützt werden. Rumpf und Schultern zeigen in Bewegungsrichtung; blicken Sie in die gleiche Richtung.

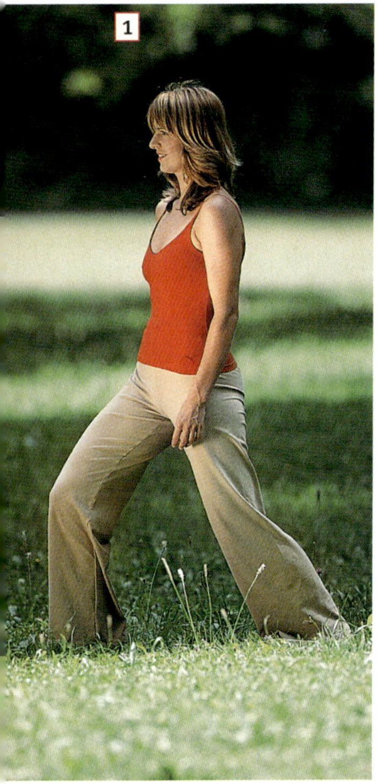

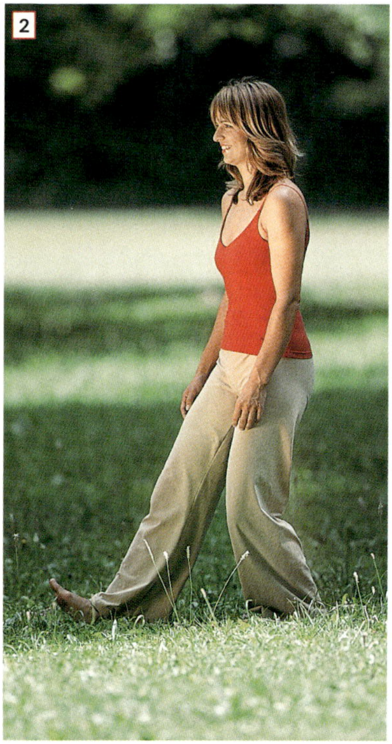

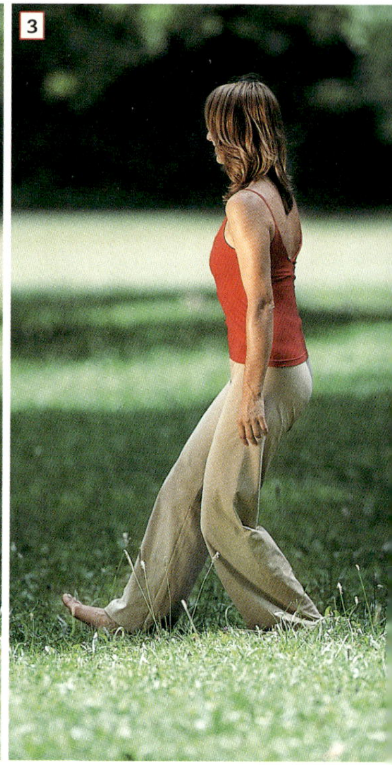

Der Blick ist stets nach vorne gerichtet. Schauen Sie ca. 15 m vor der eigenen Nasenspitze Richtung Boden. Die Augenlider sind entspannt. Lassen Sie Ihren Blick nicht umherschweifen; starren Sie andererseits auch nicht fix auf einen Punkt. Nehmen Sie alle Bewegungen um sich herum wahr, ohne den Blick dorthin zu wenden. Dieser offene »Horizontblick« dehnt Ihre (visuelle) Wahrnehmung mehr und mehr aus und, als nützlicher Nebeneffekt wird die Augenmuskulatur nicht über die Maßen beansprucht. Üben Sie den »Horizontblick« auch in Ihrem Alltag. Sie werden feststellen, dass diese Art des Schauens auf Dauer sehr wohltuend für Ihre Augen und Ihr Gesamtbefinden sein kann.

Beginnen Sie mit dem Bogenschrittstand (s. S. 47), wobei das rechte Bein vorne steht und belastet wird (1). Verlagern Sie Ihr Gewicht nach hinten (2). Drehen Sie den Rumpf langsam nach rechts (3); ist das entlastete vordere Bein entspannt, dreht es sich bei dieser Bewegung automatisch mit. Rumpf, Bein und Fuß drehen sich 45 Grad zur Bewegungsrichtung.

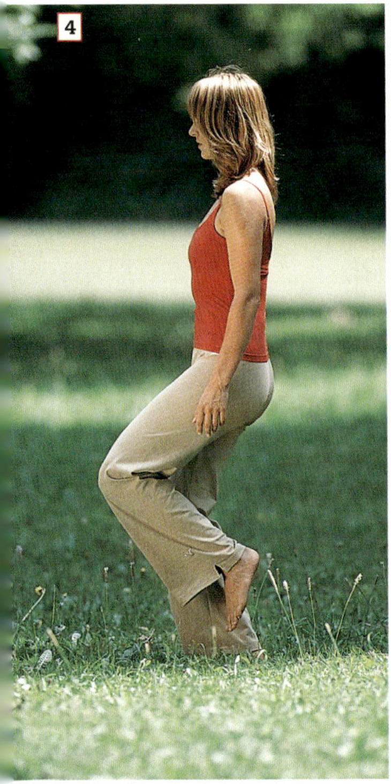

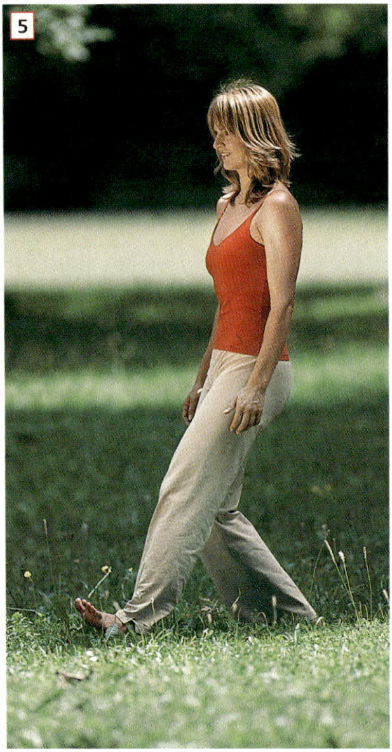

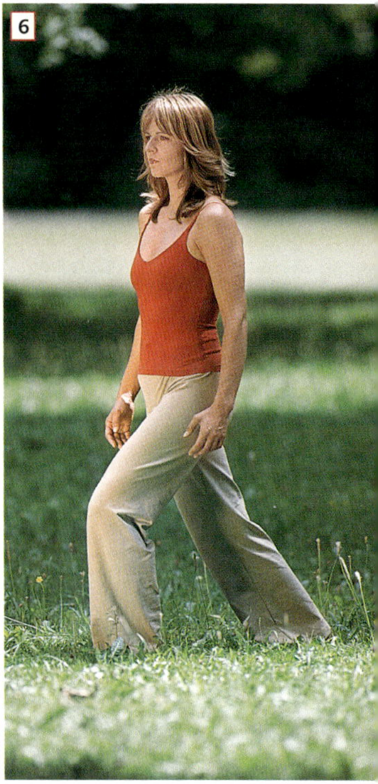

Verlagern Sie Ihr Gewicht auf das rechte Bein. Während Sie Ihr Gewicht verlagern, löst sich der hintere Fuß vom Boden (4). Ziehen Sie ihn im Bogen an den belasteten Fuß heran. Setzen Sie den herangezogenen Fuß kurz und ohne Belastung mit den Zehenspitzen ab.
Drehen Sie Ihren Rumpf allmählich nach links. Ist das linke Bein entspannt, folgt es der Bewegung etwas. Führen Sie das linke Bein weiter im Bogen nach vorne und außen. Setzen Sie den linken Fuß mit der Ferse zuerst auf (5). Halten Sie Ihr Gewicht auf dem hinteren Bein.

Lassen Sie den Fuß von der Ferse beginnend über die ganze Sohle abrollen. Verlagern Sie nun Ihr Gewicht auf das vordere Bein (6).
Führen Sie die Bewegung anschließend zur anderen Seite aus.
Achten Sie darauf, dass die Drehbewegung zur Seite nicht aus dem Fuß kommt, sondern die Drehung des Rumpfes die gesamte Bewegung initiiert. Führen Sie die Schritte fließend aus. Belastung und Entlastung, Beugung und Streckung wechseln sich harmonisch ab.

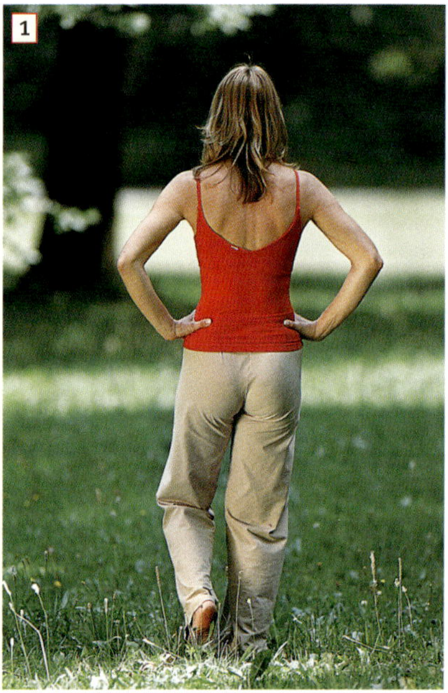

Rückwärtsbewegung: Bogenschritt rückwärts

Beginnen Sie wie beim Bogenschritt vorwärts, mit dem Unterschied, dass Sie Ihr Gewicht auf das hintere Bein verlagern (1): Das linke Bein ist belastet, das rechte gestreckt; die Schultern locker, die Hände in die Hüften gestützt. Verlagern Sie Ihr Gewicht so weit auf das linke Bein, bis der rechte Fuß problemlos vom Boden gelöst werden kann (2). Gleichzeitig wird der Rumpf leicht nach rechts gedreht.
Führen Sie den rechten Fuß in einem halben Bogen an den linken heran und in einem weiteren halben Bogen weiter nach hinten (3).

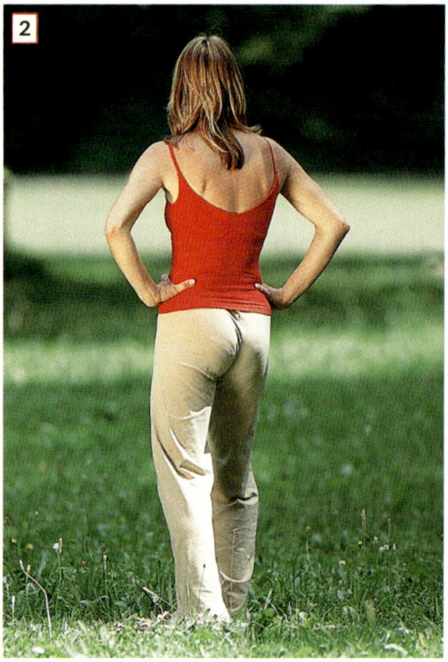

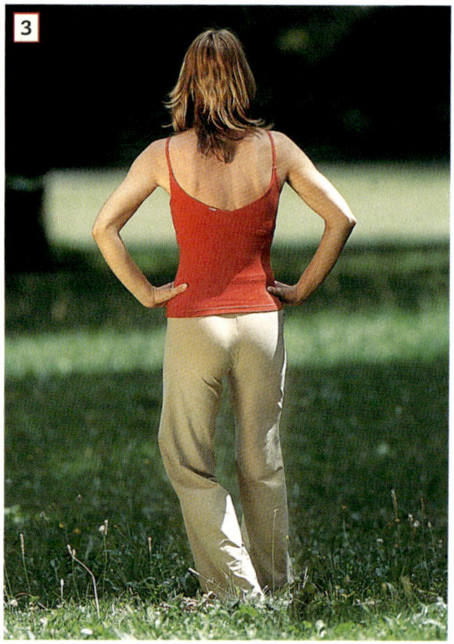

Setzen Sie den rechten Fuß zuerst mit der Fußspitze auf, rollen Sie sodann den Fuß im Winkel von 45 Grad zur Ferse hin ab, und verlagern Sie Ihr Gewicht weiter auf das entsprechende Bein.
Drehen Sie vor dem nächsten Rückwärtsschritt die Ferse des unbelasteten Beines bzw. Fußes auf dem Ballen nach außen. Richten Sie Ihren Rumpf dabei wieder in Bewegungsrichtung aus.
Führen Sie den nächsten Schritt zur anderen Seite aus.

Oberkörper gerade halten, nicht nach vorne oder hinten lehnen. Der Querabstand der Fersen beträgt 20 bis 30 cm. Die Beine beim Rückwärtsschritt nicht kreuzen.

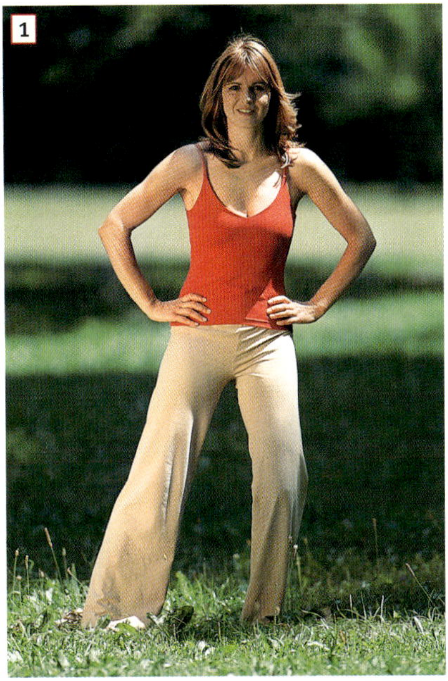

Seitwärtsschritt

Beginnen Sie in der Ausgangsstellung: Füße geschlossen, beide Beine gleichmäßig belastet.
Verlagern Sie Ihr Gewicht langsam auf das rechte Bein, ohne den Oberkörper zur Seite zu neigen oder die Höhe zu ändern (1).
Lösen Sie den linken Fuß und setzen Sie ihn parallel zum rechten schulterbreit nach rechts. Die Fußspitze setzt zuerst auf, dann rollt der Fuß zur Ferse hin ab (2).
Verlagern Sie Ihr Gewicht auf das linke Bein; ziehen Sie den rechten Fuß bis auf eine Fußbreite an den linken Fuß heran.

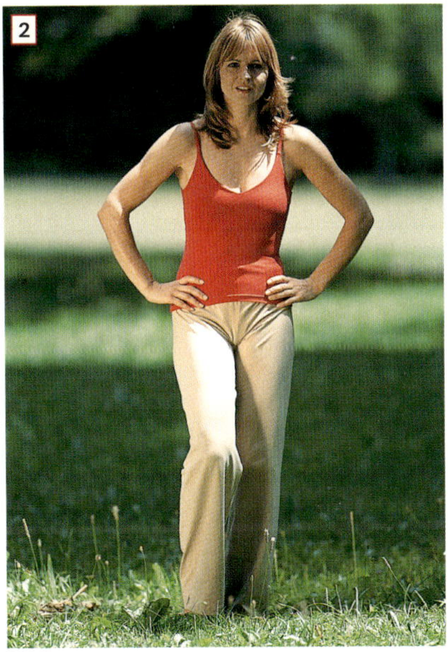

Belasten Sie nun wieder das rechte Bein und setzen Sie die Bewegung nach links fort. Üben Sie den Seitwärtsschritt auch nach rechts.

Richtungswechsel (Bogenschritt zu Bogenschritt)

Beginnen Sie in der Bogenschrittposition: Das gebeugte linke Bein steht vorne und ist belastet, das rechte Bein ist nach hinten gestreckt (1).
Verlagern Sie Ihr Gewicht auf das rechte Bein.

Drehen Sie den Rumpf in einer langsamen, gleichmäßigen Bewegung nach rechts. Das entspannte linke Bein und der linke Fuß drehen sich bei fortgesetzter Rumpfdrehung mit (2).
Drehen Sie den linken Fuß weiter, bis er 45 Grad zur Grundlinie (Anfangsstellung) in entgegengesetzte Bewegungsrichtung steht.
Verlagern Sie nun Ihr Gewicht allmählich auf das linke Bein, der Rumpf dreht sich weiter.
Lösen Sie nach der Gewichtsverlagerung den rechten Fuß, die Ferse zuerst.

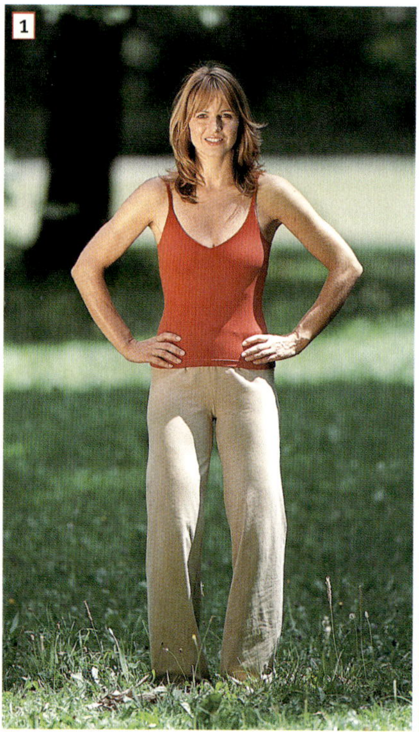

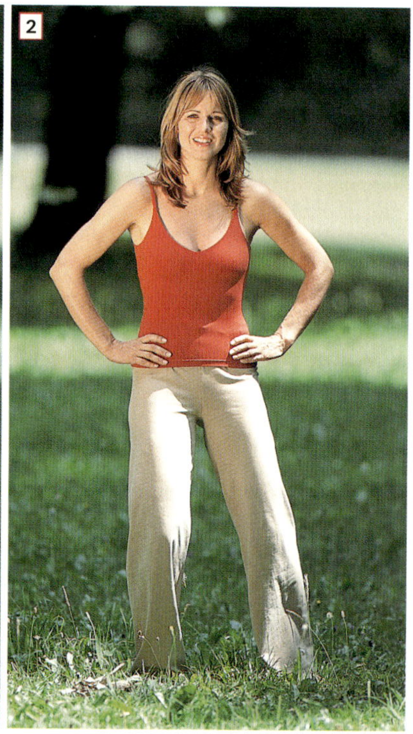

Drehen Sie den Fuß leicht, bis die Fußspitze parallel zur Grundlinie steht. Ziehen Sie den rechten Fuß in halbem Bogenschritt zum linken Fuß heran, und setzen Sie ihn mit der Fußspitze ab, bevor Sie in einem weiteren halben Bogenschritt den rechten Fuß mit der Ferse zuerst nach vorne aufsetzen, abrollen und Ihr Gewicht auf das rechte Bein verlagern.

Handhaltung

In der vereinfachten 24-Bilder-Form des Tai Chi Chuan gibt es drei wesentliche Handhaltungen, die im Folgenden beschrieben werden.

Offene Hand

Bei dieser Handhaltung steht die natürliche Spannung der Hand im Vordergrund. Die Handfläche ist leicht gewölbt,

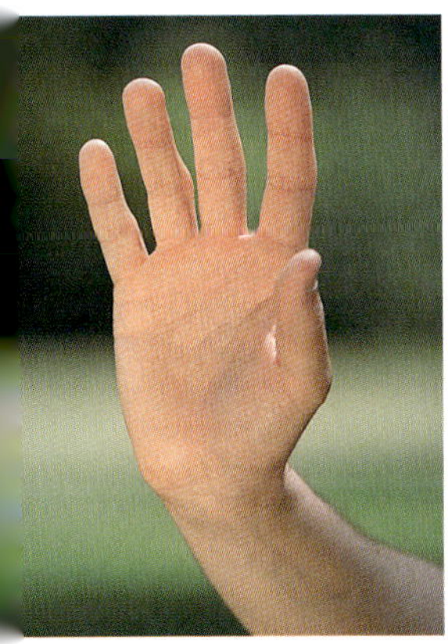

so als würde man einen nicht allzu großen Ball, etwa von der Größe eines Handballes, halten. Tatsächlich lässt sich diese Handhaltung mit einem Hand- oder Gymnastikball sehr gut üben. Die Finger sind leicht gespreizt bzw. aufgefächert, der Daumen steht leicht ab.

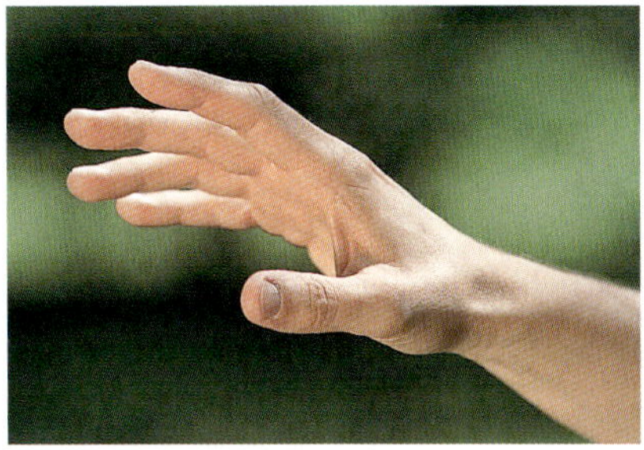

Schaut man sich die Hand von der Seite an, so sieht man, dass die Finger stufenförmig hintereinander angeordnet sind. Daumen und Zeigefinger bilden das »Tigermaul«. Die Spannung in der gesamten Hand ist angenehm – weder zu stark noch zu leicht. Die korrekt gehaltene Hand ist nicht nur ein sehr ästhetisches Element, sie entscheidet auch über die korrekte Ausführung einer Figur und über die rechte Spannung im gesamten Körper.

Faust

Die Finger und der Daumen werden bei der Faust gleichzeitig gekrümmt bzw. nach innen zur Handfläche geführt. Der Daumen liegt über dem mittleren Glied von Zeige- und Mittelfinger; der Handrücken steht in gerader Linie mit dem Unterarm: Die Faust wird während eines Schlages oder Stoßes nicht abgeknickt. Die Spannung der Faust ist besonders

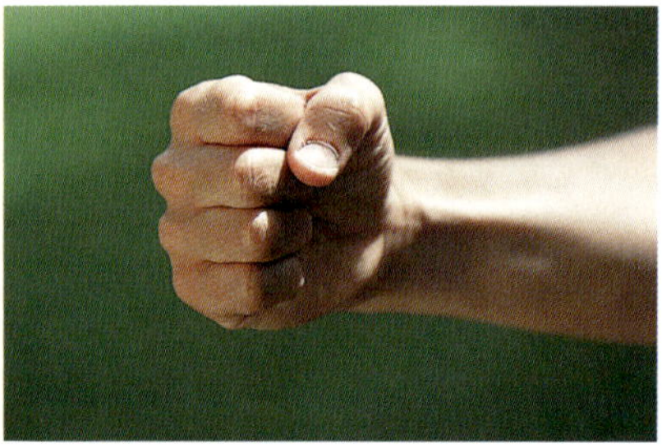

wichtig. Stellen Sie sich vor, Sie halten in Ihrer Faust einen zerbrechlichen Stift: Lassen Sie die Faust zu locker, fällt der Stift auf den Boden, ist die Faust zu sehr gespannt, zerbricht der Stift in Ihrer Hand. Pressen Sie die Finger nicht aneinander. Auch hier kommt es, wie bei der offenen Hand, auf eine ausgewogene Spannung an.

Blüten- oder Hakenhand

Bei der Hakenhand werden alle Finger, ausgehend von der offenen Hand, nach unten, Richtung Boden gekrümmt. Die oberen Glieder der Finger legen sich dabei blütenförmig um den Daumen und drücken diesen leicht. Gleichzeitig wird die gesamte Hand mit wenig Spannung

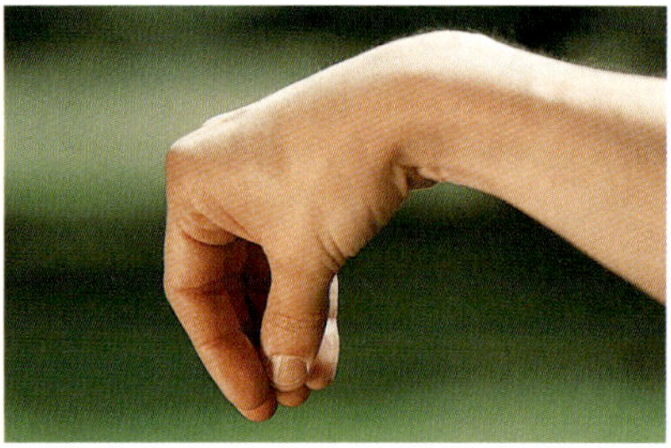

etwas nach unten angewinkelt: Finger, Handfläche und Handgelenk formen auf diese Weise einen Haken.

Armbewegung

Die folgenden Armbewegungen werden in stehender Position ausgeführt und helfen, ein Gespür für das Zusammenspiel von Armen und Händen und die richtige Spannung derselben innerhalb der Form zu entwickeln.
Sie bilden einen idealen Einstieg in das Training, da man sich auf Teilaspekte der Gesamtbewegung konzentrieren kann, bevor man kombinierte Arm- und Beinbewegungen übt.

Sie können die Einzelbewegungen zeitlich nach Belieben durchführen; 2 Minuten pro Bewegung sind allerdings Minimum.

Gleichzeitig sind sie auf vorzügliche Weise geeignet, den Schultergürtel zu entspannen und die Taillendrehung ohne Anstrengung zu üben. Sozusagen als Nebeneffekt wirken sie wunderbar entspannend und fördern eine gleichmäßige, vertiefte Atmung.

Je besser Sie die Abläufe beherrschen, desto eher können Sie Ihre Aufmerksamkeit auch auf die mentalen Aspekte lenken. Lassen Sie sich durch die Routine nicht einschläfern. Wirkt die fortgesetzte und permanente Wiederholung ein und derselben Bewegung auch ermüdend, so sollten Sie dennoch versuchen innerlich wachsam zu bleiben. Bleiben Sie angenehm konzentriert und aufmerksam.

Tai Ji Qi Shi

Die Form beginnen

Stellen Sie sich in die Ausgangsposition (1) mit schulterbreit gesetzten Füßen. Achten Sie darauf, die Schultern locker zu halten, die Ellbogen sind nach unten gerichtet; richten Sie Ihren Blick geradeaus, Richtung Boden, ca. 15 m vor der eigenen Nasenspitze.

Eine Variante der Ausgangsposition zu Beginn und am Ende der Tai-Chi-Chuan-Form sieht vor, dass die Füße direkt nebeneinander stehen. Dies ist die so genannte »geschlossene Ausgangsposition«.

Heben Sie beide Arme parallel und schulterbreit bis in Schulterhöhe (2). Die Handflächen weisen zum Boden. Lassen Sie die Arme sinken, wobei die nach unten gerichtete Bewegung von den Ellbogen eingeleitet wird.

1
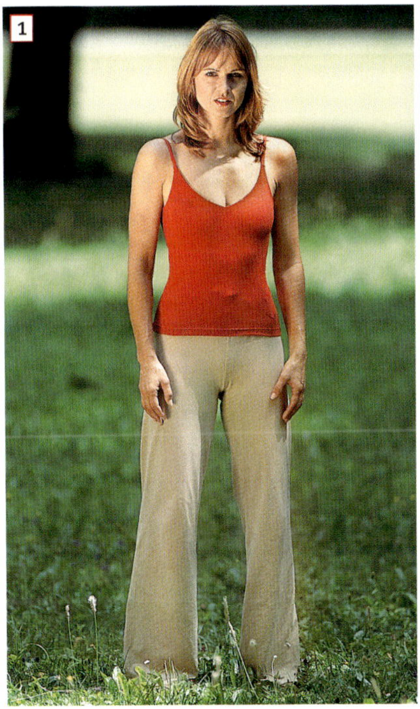

2
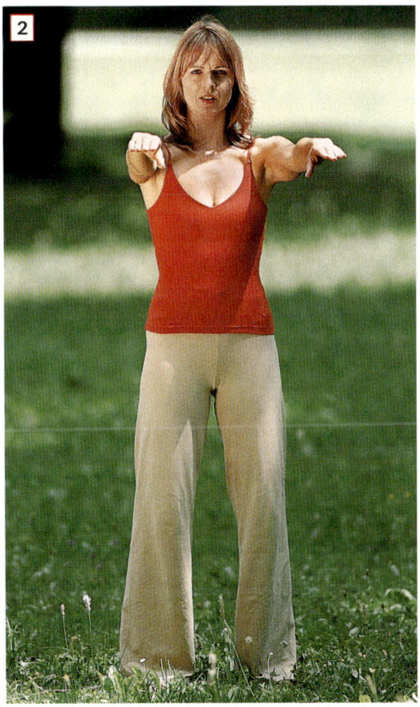

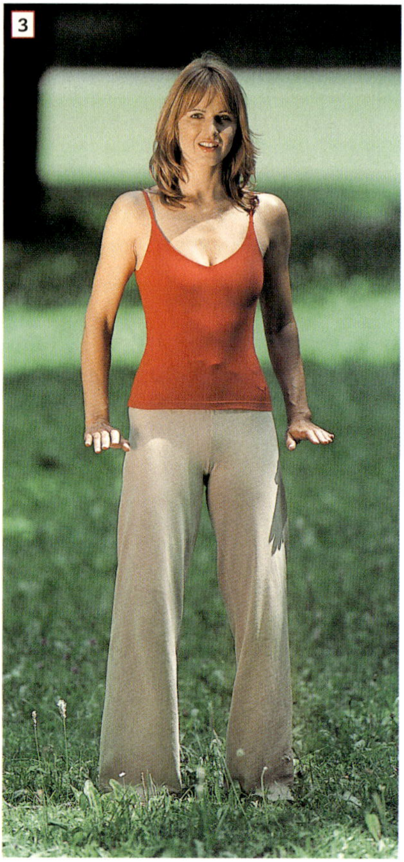

Die Hände verbleiben auf Magenhöhe, die Handflächen stehen parallel zum Boden.
Die Knie werden bei der Abwärtsbewegung etwas gebeugt. Lassen Sie die Arme weiter sinken (3), richten Sie sich wieder in die Ausgangsposition auf und beginnen Sie von vorne.

Lassen Sie die Einzelbewegungen fließend aufeinander folgen. Beachten Sie, dass Ihre Gelenke offen und locker in der Bewegung bleiben. Das Sinken der Hände und die Beugung der Knie erfolgt gleichzeitig. Führen Sie die Ellbogen nicht zu weit nach hinten (Anhaltspunkt ist die senkrechte Stellung des Oberarms zum Boden am Ende der Bewegung). Wird die Bewegung korrekt ausgeführt, vermittelt sie den Eindruck einer Wellenbewegung. Als Einzelübung wirkt sie zudem beruhigend und löst Verspannungen im Schulter- bzw. Nackenbereich.

Beim Heben und Senken der Arme kann Ihnen das folgende Bild hilfreich sein: Stellen Sie sich vor, Ihre Hände ruhen auf zwei Bällen, die im Wasser liegen. Beim Heben der Arme treiben diese Bälle nach oben und Ihre Arme und Hände werden gleichsam nach oben getragen; beim Senken der Arme drücken Sie die Bälle mit sanftem Druck unter Wasser.

Yie Ma Fen Zong

Das Wildpferd schüttelt die Mähne

Sind Ihre Hände bei der letzten Bewegung auf Magenhöhe angekommen, bewegen Sie die rechte Hand langsam aufwärts vor die Brustmitte. Ihr Unterarm steht (fast) horizontal vor der Brust, der Ellbogen »hängt« nach unten.

Gleichzeitig bewegt sich die linke Hand abwärts, die Handfläche wird nach oben gedreht und bleibt auf Höhe des Unterbauches gegenüber der rechten Hand stehen. Beide Hände sind ungefähr eine Handbreite vom Körper entfernt und befinden sich in der so genannten »Ballhalteposition« (1).

Wie der Name andeutet, werden die Hände so positioniert, als wolle man einen relativ großen Ball zwischen ihnen festhalten.

Um das Üben der Bewegung Yie Ma Fen Zong zu vereinfachen, wird sie in ihre Einzelphasen unterteilt.

Bewegen Sie die linke Hand bogenförmig nach vorne oben. Die Handfläche weist zum Körper, der linke Ellbogen »hängt« nach unten. Der gesamte linke Arm bleibt am Ende der Bewegung leicht gerundet, die Mittelfingerspitze befindet sich auf Höhe der Nasenspitze (2).

Senken Sie Ihre rechte Hand vor dem Körper gerade nach unten, bis sie auf Höhe des Unterbauchs in einer runden

1

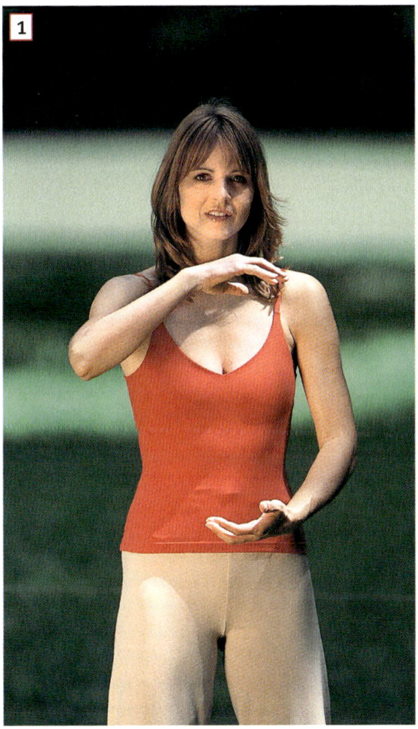

2

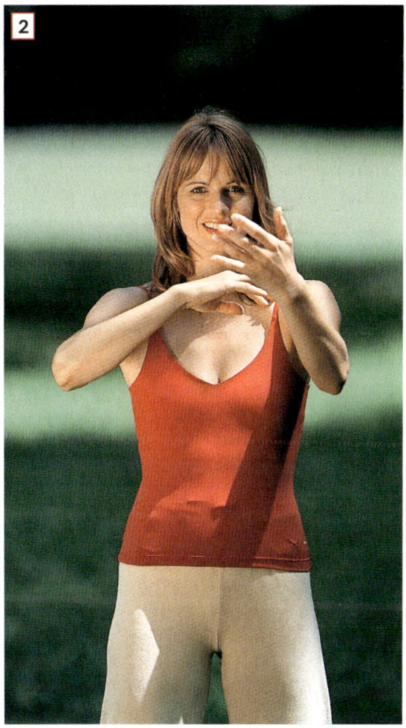

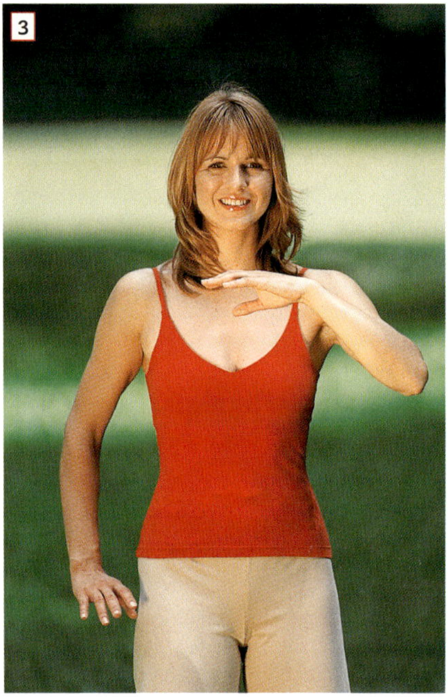

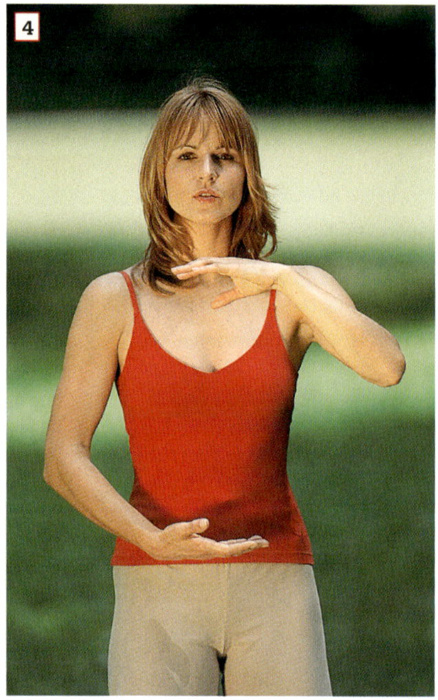

Bewegung zur Seite geführt wird und seitlich stehen bleibt, die Handfläche parallel zum Boden, die Fingerspitzen nach vorne gerichtet (3). Bewegen Sie die linke Hand zum Körper, die linke Handfläche dreht sich nach unten. Führen Sie die rechte Hand von der Seite nach vorne in die »Ballhalte-position« (4).

Führen Sie die gesamte Bewegung nun zur anderen Seite aus.

Mit etwas Übung gelingt es, beide Arme synchron zu bewegen: Während die untere Hand nach vorne gleitet, sinkt die obere Hand bzw. beide Hände begeben sich zeitgleich in die »Ballhalteposition«.

Als Maß für die richtige Position der Hand, die seitlich geführt wird, können Sie sich merken: Die Hand befindet sich am Ende der Seitbewegung auf Höhe des Trochanter major, dem Höcker des Oberschenkelknochens, der seitlich unterhalb des Beckens getastet werden kann. Die korrekte Entfernung zum Bein kann man feststellen, indem man den Daumen der dort befindlichen Hand Richtung Bein abspreizt. Die Daumenspitze sollte gerade eben den Trochanter major berühren.

Lou Xi Ao Bu

Das Knie streifen

Auch diese Bewegung wird, um das Üben zu erleichtern, im Folgenden in einzelne Phasen unterteilt.
Wie in den beiden vorhergehenden Einheiten, stehen Sie auch nun wieder in der Ausgangsposition.

Heben Sie den rechten Arm seitlich nach oben; drehen Sie beim Heben des Arms die rechte Handfläche nach oben (1); Blick zur rechten Hand.
Halten Sie den Arm auf Schulterhöhe, winkeln Sie den Unterarm an und führen Sie die rechte Hand Richtung Ohr (2).
Führen Sie die rechte Hand in einem Bogen am Kopf vorbei nach vorne; Blick

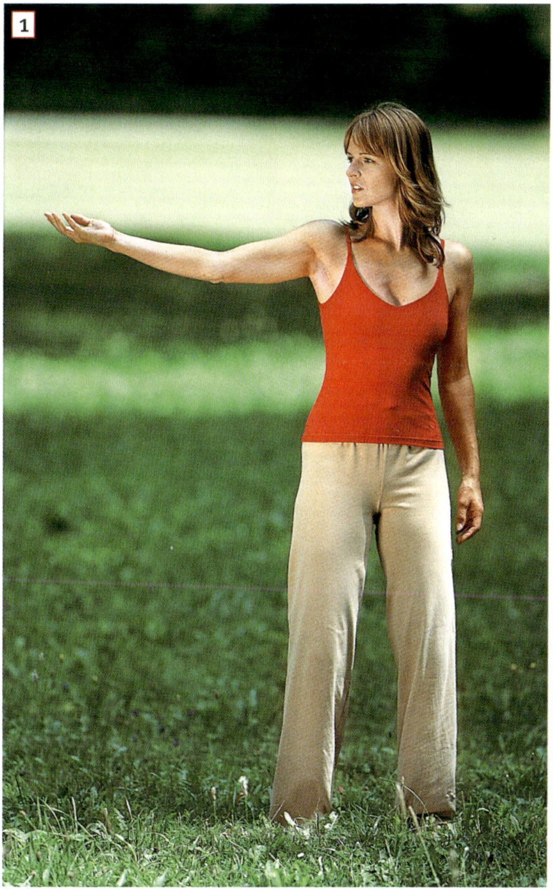

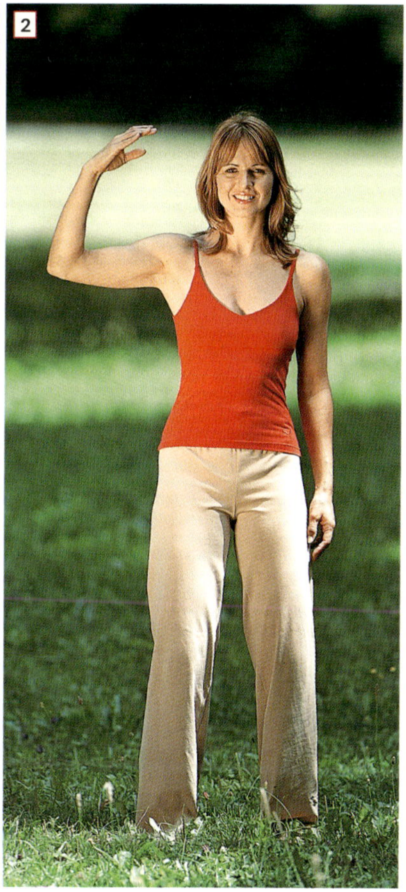

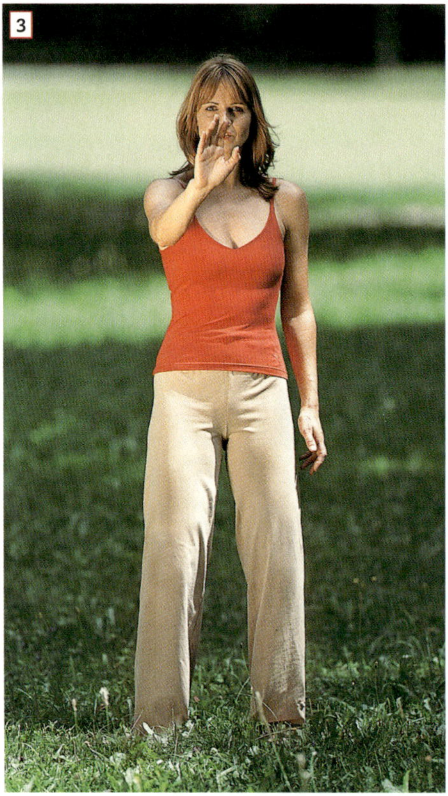

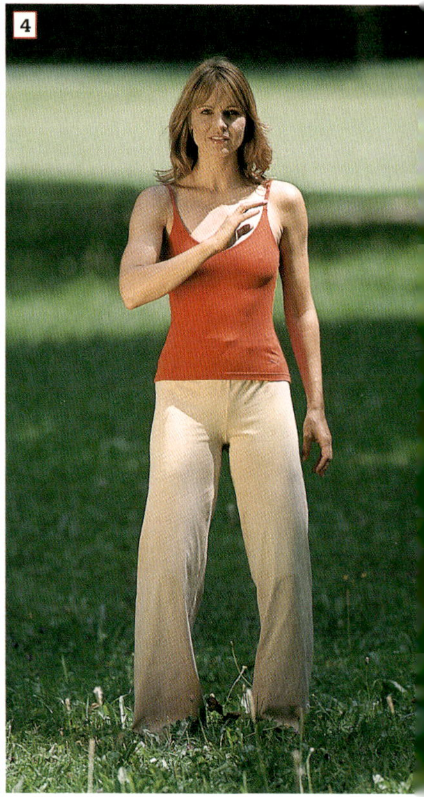

nach vorne. Stellen Sie sich vor, die vorwärts gerichtete Hand bewege sich gegen einen leichten Widerstand.
Strecken Sie den rechten Arm, drücken Sie ihn aber nicht durch.
Am Ende dieser Bewegung steht die rechte Hand halb »schneidend«, halb »schiebend«, vor der Körpermitte, die Mittelfingerspitze auf Höhe Ihrer Nasenspitze (3).
Lassen Sie den rechten Ellbogen sinken; bewegen Sie die rechte Hand zum Körper und lassen Sie sie langsam vor der linken Körperseite bis auf Hüfthöhe sinken (4).
Führen Sie die Hand in einem Bogen um den Körper zur rechten Seite. Am Ende der Bewegung zeigt die Handfläche nach unten, die Fingerspitzen nach vorne (5).
Halten Sie die rechte Hand wie zu Beginn, während die linke Hand die oben beschriebene Bewegung nach links ausführt.

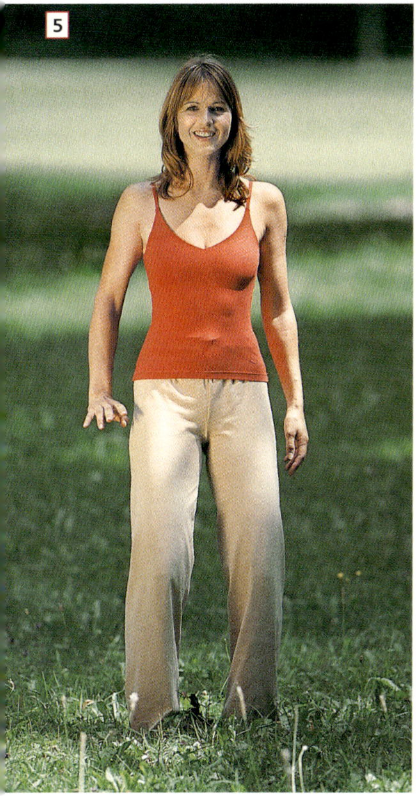

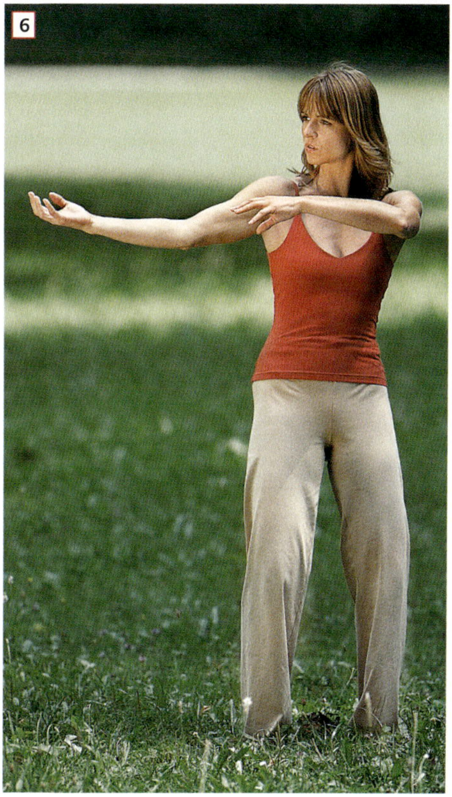

Zu Beginn empfiehlt es sich, die Arm- bzw. Handführung getrennt voneinander zu üben: rechte Hand, rechter Arm – linke Hand, linker Arm usw. Nach einiger Zeit können Sie die Arme koordiniert und synchron bewegen (6): Sinkt die obere Hand nach unten, steigt die an der Hüfte gehaltene Hand; drückt die steigende Hand nach vorne, bewegt sich die sinkende Hand im Bogen zur Seite. Bei dieser Bewegung wird ein Prinzip des Tai Chi Chuan sehr deutlich: Die Körpervorderseite sollte sich im Kampf nie offen zeigen; stets befindet sich eine Hand vor der Körpermitte. Entweder ist es die untere Hand, die abwehrt oder die obere Hand, die nach vorne drückt. Stets wird die Körperfront geschützt.

Dao Nian Hou

Im Zurückgehen die Affen vertreiben

Stehen Sie in der Ausgangsposition. Die Hände halten den imaginären Ball: die rechte Hand von unten, die linke von oben. Bewegen Sie aus der Ballhalteposition (1) die rechte Hand in einem weiten Bogen nach hinten, Handfläche nach oben gerichtet, bis auf Schulterhöhe.
Richten Sie Ihren Blick kurz zur rechten Hand. Drehen Sie gleichzeitig den Rumpf in der Taille um ca. 45 Grad nach rechts.
Parallel dazu führen Sie die linke Hand nach vorne: Sie richtet sich mit der Handfläche vorwärts während der Bewegung auf, so als würden Sie einen leichten Gegenstand von sich wegschieben. Schauen Sie nach vorne zur linken Hand, die sich mit der Handfläche nach oben dreht (2, S. 67). Beugen Sie gleichzeitig den rechten Unterarm und schieben die rechte

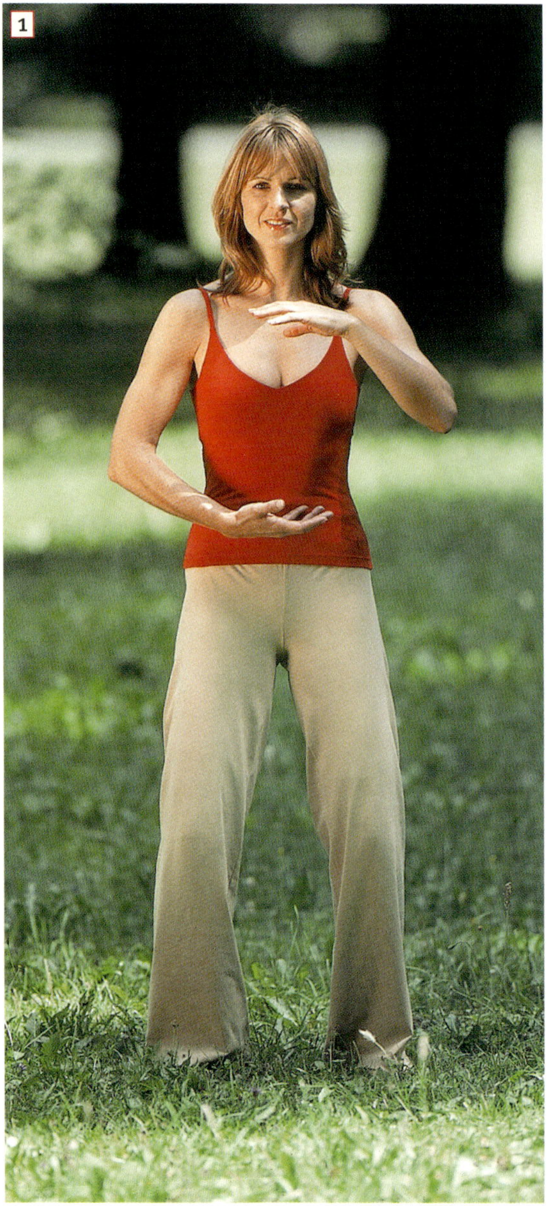

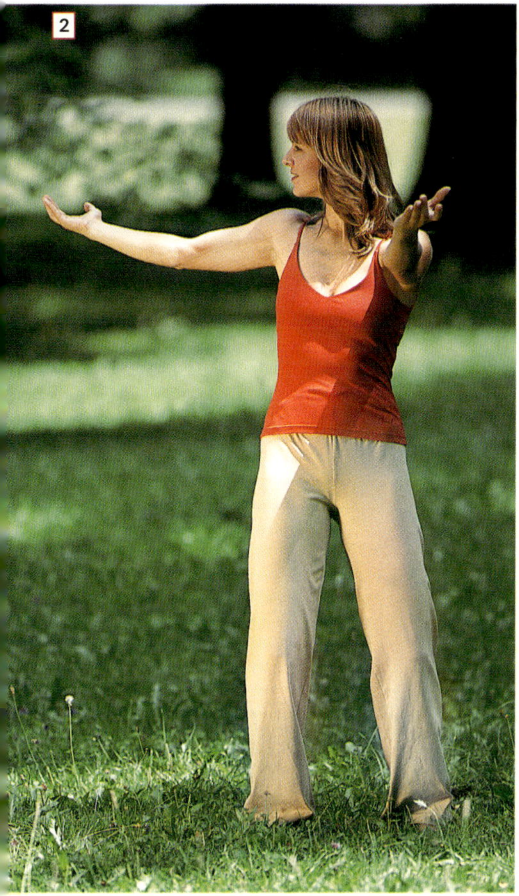

Hand am Kopf vorbei nach vorne. Die linke Hand sinkt synchron in einem Abwärtsbogen zur Hüfte, drehen Sie Ihren Oberkörper in der Taille nach links (3). Die linke Hand setzt die Bewegung im Bogen nach hinten und oben fort.

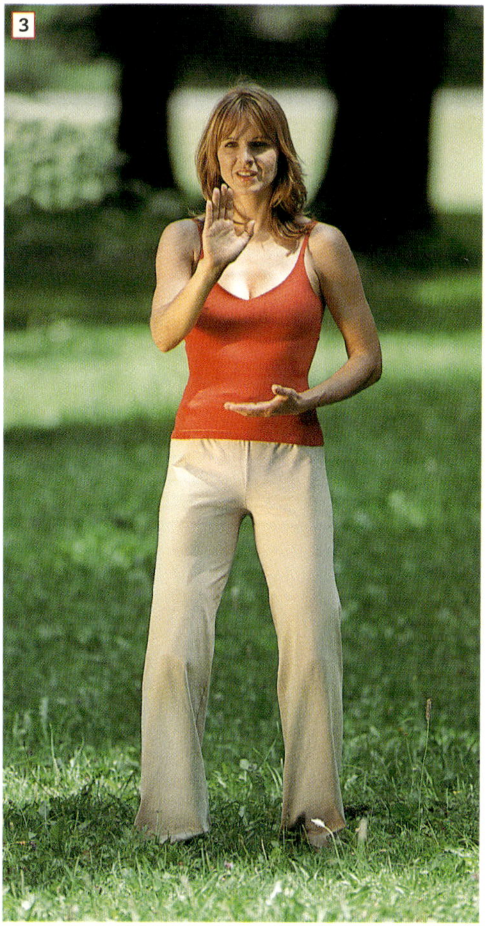

Der Oberkörper wird sanft in der Taille gedreht. Die Schultern bleiben locker. Die Schulterblätter werden nicht zusammengezogen.

Yun Shou

Wolkenhände

Begeben Sie sich in die Ausgangsposition. Halten Sie die linke Hand auf Handlängendistanz vor Ihr Gesicht. Der linke Ellbogen »hängt« nach unten, die Hand befindet sich in gerader Verlängerung des Unterarms, die Daumenspitze befindet sich auf Höhe Ihrer Nasenspitze. Die rechte Hand befindet sich auf Bauchhöhe an der rechten Körperseite (1). Bewegen Sie die linke Hand seitlich nach links, mit einer leichten Tendenz nach vorne. Hierbei drehen Sie die Handfläche nach außen und synchron Ihren Oberkörper ca. 45 Grad zur linken Seite. Beide Beine bleiben gleichmäßig belastet. Gleichzeitig bewegt sich die rechte Hand in einem Aufwärtsbogen am Bauch vorbei zur linken Schulter, während die linke Hand langsam nach außen fällt (2, S. 69).
Nun wird die gleiche Bewegung wie zuvor spiegelbildlich zur rechten Seite ausgeführt: Die rechte Hand bewegt sich am Gesicht vorbei, die linke Hand schwingt in einem Abwärts- und folgend einem Aufwärtsbogen nach rechts, der Oberkörper dreht in der Taille ebenfalls zu dieser Seite.

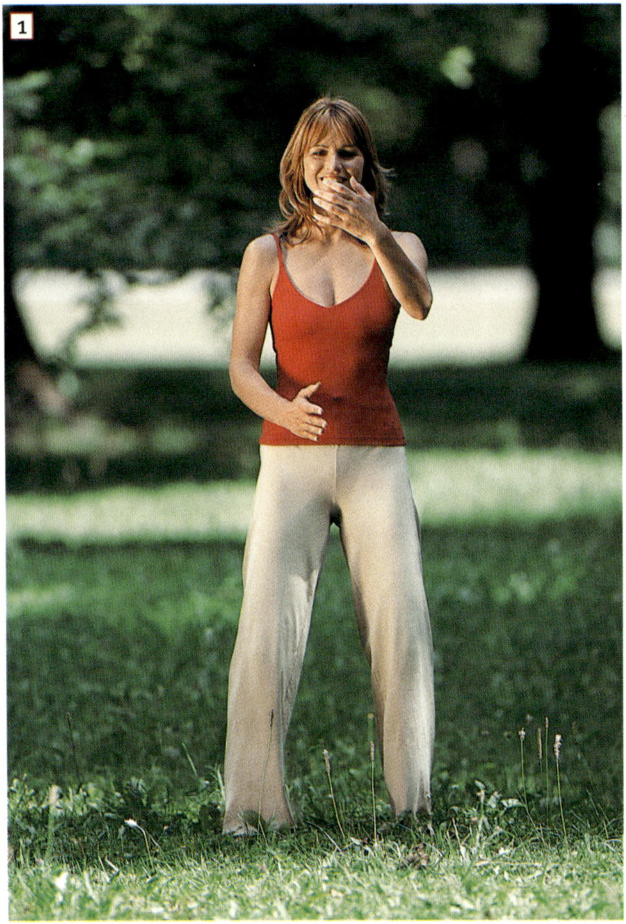
1

Betrachten Sie Ihre Wirbelsäule als die Achse dieser Bewegung. Ihr Rumpf dreht sich ohne Anstrengung leicht und gleichmäßig von einer Seite zur anderen. Die Armbewegung ist sehr rund und harmonisch.

2

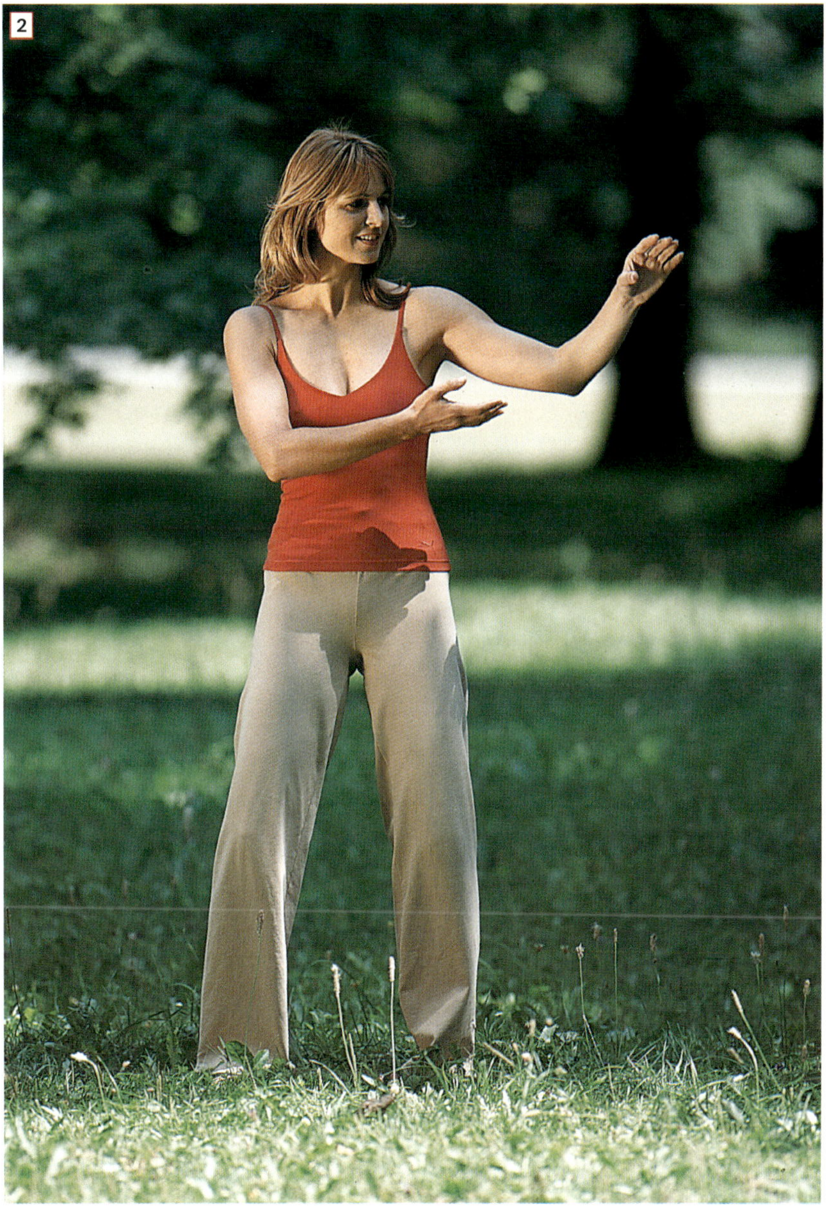

Die 24-Bilder-Form (Peking-Form)

»Tai Chi Chuan ist die Essenz der chinesischen Kampfkünste. Gezierte und blumige Bewegungen sind bedeutungslos und untergraben die Wirkung der Kunst.«
Wu Yinghua

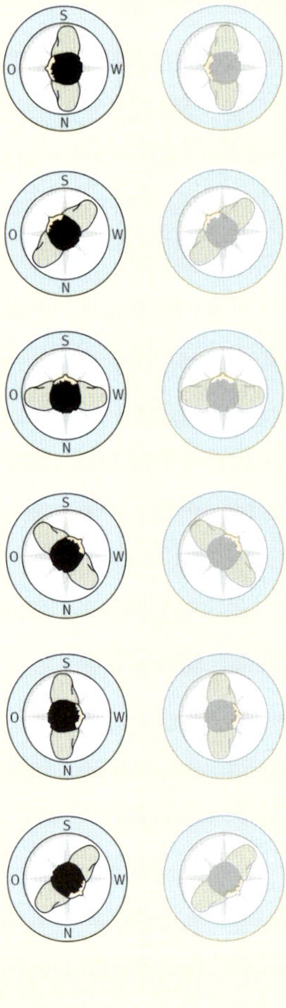

Zu Beginn dieses Kapitels seien noch einmal in Kürze die wichtigsten Punkte zur Ausführung der Form erwähnt:

➤ Achten Sie darauf, sich in der Ausführung der Form langsam, fließend und mit gleich bleibender Geschwindigkeit zu bewegen.

➤ Vermeiden Sie unnötige Kraftanstrengungen in der Bewegung.

➤ Bewahren Sie eine angenehm entspannte Körperspannung, ohne allzu locker zu sein.

➤ Atmen Sie gleichmäßig und vor allem natürlich ein und aus.

Die Namen der Figuren sind in Umschrift bzw. mit ihrer übertragenen deutschen Bedeutung wiedergegeben. Die Bewegungen werden in Ihren Teilaspekten beschrieben. Dabei werden Arm- und Beinführung häufig getrennt betrachtet, um die Gesamtbewegung möglichst klar darzustellen. Es gilt bei der Ausführung einer Bewegung i. d. R.: Eine Hand oder beide Hände leiten eine Bewegung ein, Oberkörper und Taille setzen die Bewegung fort, Beine und Füße folgen, wobei die Endpositionen einzelner Körperteile gleichzeitig erreicht werden. Beispiel: Bewegen Sie die Hände nach vorne, während Sie gerade einen Schritt machen, erreichen die Hände zum gleichen Zeitpunkt ihre endgültige Position wie Beine und Füße.

So lesen Sie die Abbildungen:
Auf den folgenden Seiten finden Sie Fotos und Grafiken, die sich ergänzen und Ihnen eine Orientierung in der Bewegung erleichtern sollen. Die Fotos bilden den jeweils vorangegangenen Schritt ab, die figürlichen Grafiken setzen genau dort an und führen die Bewegung fort. An dem »Kompass« erkennen Sie,

- in welche Richtung Sie bei der letzten Bewegung geschaut haben,
- wohin Sie bei der aktuellen Figur schauen,
- wohin Sie bei der nächsten Bewegung schauen werden.

Der Kompass ist so ausgerichtet, als hätten Sie bei der Ausführung der Form das Buch vor sich liegen.

Tai Ji Qi Shi

Die Form beginnen

Qi: anfangen starten; Shi: Form, Position, Körperhaltung

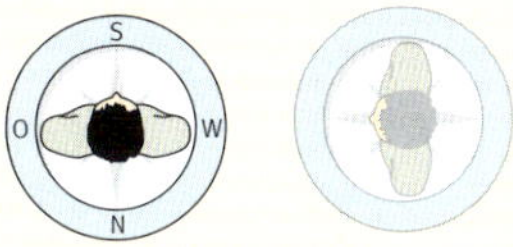

Qi bedeutet in diesem Zusammenhang »anfangen, starten«, shi bdeutet »Form«. Die hin und wieder übliche Übersetzung »das Qi (die Vitalenergie) heben« ist in diesem Kontext eher irreführend.

➤ Beginnen Sie die Form möglichst nach Süden gewandt, entsprechend der Ausrichtung in der »Kompass«-Abbildung.
➤ Nehmen Sie die geschlossene Grundposition ein, atmen Sie einige Male entspannt ein und aus.
➤ Ihr Blick ist nach vorne gerichtet.
➤ Verlagern Sie Ihr Gewicht auf das rechte Bein, setzen Sie den linken Fuß parallel nach außen auf Schulterbreite und verlagern Sie den Schwerpunkt wieder in die Mitte, sodass beide Beine gleichmäßig belastet sind. Beide Füße stehen parallel zueinander. Die Arme hängen locker zu den Seiten Ihres Körpers, die Handflächen weisen zum Körper. Der Kopf »schwebt« nach oben.
➤ Heben Sie langsam Ihre Arme bis auf Schulterhöhe, ohne sie durchzustrecken. Die Handgelenke sind locker, sodass Ihre Hände etwas nach unten hängen.
➤ Senken Sie Ellbogen, Unterarme und Hände bis auf Magenhöhe ab. Dabei die Hände beim Sinken parallel zum Boden ausrichten. Gleichzeitig Knie beim Senken der Arme etwas beugen.

Worauf zu achten ist:
Beim Heben der Arme bleiben die Schultern locker; sie werden nicht mit angehoben.

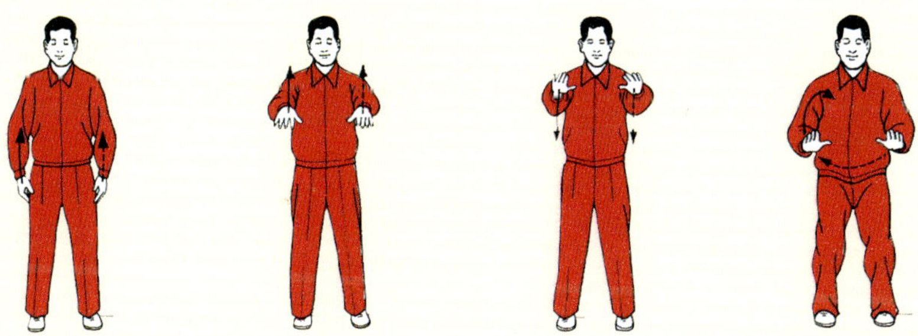

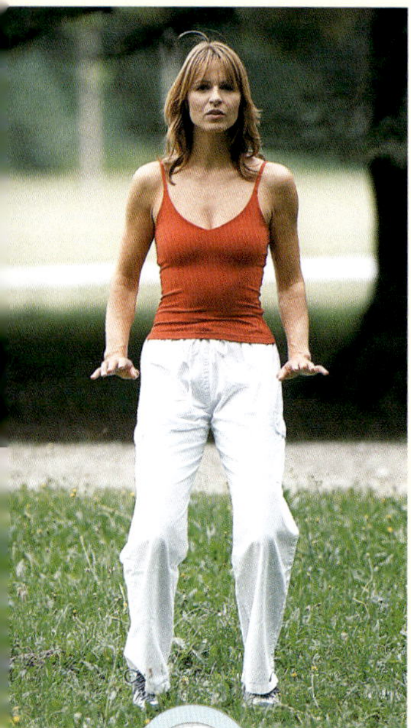

Yie Ma Fen Zong

Das Wildpferd schüttelt die Mähne

Ma: Pferd; Yie Ma: Wildpferd; Fen: teilen;
Zong: Mähne
Gemeint ist die Bewegung, mit der Pferde ihre Mähne auf die eine oder andere Seite ihres Halses schütteln.

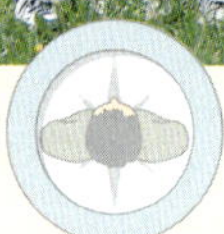

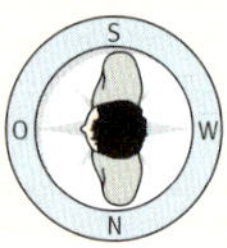

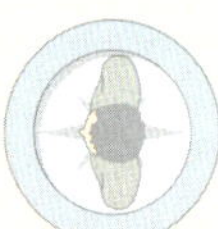

➤ Drehen Sie Ihren Oberkörper leicht um 45 Grad nach rechts, belasten Sie das rechte Bein und heben Sie gleichzeitig den rechten Arm auf Brusthöhe, bis die rechte Hand nur noch eine Handbreit vom Brustbein entfernt steht. In der gleichen Zeit bewegt sich die linke Hand im Bogen nach unten, bis sie sich der rechten Handfläche gegenüber befindet. Die Haltung der Hände gleicht dem Halten eines Balles (Ballhaltung).

Während dieser Bewegung führen Sie die linke Fußspitze an den rechten Fuß heran.
➤ Blick auf die rechte Hand.
➤ Bewegen Sie im Bogenschritt den Körper 90 Grad zur Startposition nach links; verlagern Sie das Gewicht nach vorne auf das linke Bein, Ihr rechtes Bein ist fast gestreckt. Während dieses Schrittes ziehen Sie Ihre Hände auseinander: linke Hand nach vorne, der linke Arm bogenförmig gestreckt, die Mittelfingerspitze auf Höhe der Nasenspitze. Die rechte Hand wird seitlich gesenkt, bis sie, Handfläche nach unten, neben der Hüfte steht. Der Arm wird dabei in natürlicher Weise gestreckt, wobei der Ellbogen leicht gerundet bleibt. Die Fingerspitzen zeigen nach vorne. Lediglich bei diesem ersten Schritt wird der hintere, unbelastete Fuß auf der Ferse um 45 Grad nach vorne in Bewegungsrichtung gedreht; die Zehen werden während der Drehung leicht angehoben und anschließend wieder abgesetzt.
➤ Blick zur linken Hand.
Verlagern Sie langsam Ihr Gewicht nach hinten, bis Ihr Steißbein über der Ferse des belasteten Beines positioniert ist, so als würden Sie sich auf das hintere Bein setzen wollen. Die linke Fußspitze wird hierbei angehoben. Drehen Sie aus der Taille um 45 Grad nach links, verlagern Sie Ihr Gewicht auf den linken Fuß und nehmen Sie erneut den Ball auf: Diesmal hält die rechte Hand den Ball von unten und die linke von oben.
➤ Blick auf die linke Hand.
➤ Bogenschritt mit dem rechten Bein.
➤ Wiederholen Sie die Bewegung wie zuvor, nur seitenverkehrt.

Diese Figur wird insgesamt dreimal ausgeführt: einmal nach links, nach rechts und wieder nach links.

Worauf zu achten ist:
Der Oberkörper ist aufrecht, der Brustkorb entspannt. Die Taille bildet stets die Achse einer Drehung. Arme und Beine werden nie vollständig gestreckt. Das in einem Schritt vordere Knie darf die Fußspitze nicht überragen. Alle Bewegungen werden gleichmäßig und in gleich bleibender Geschwindigkeit ausgeführt. Die einzelnen Teile bewegen sich als harmonisches Ganzes.

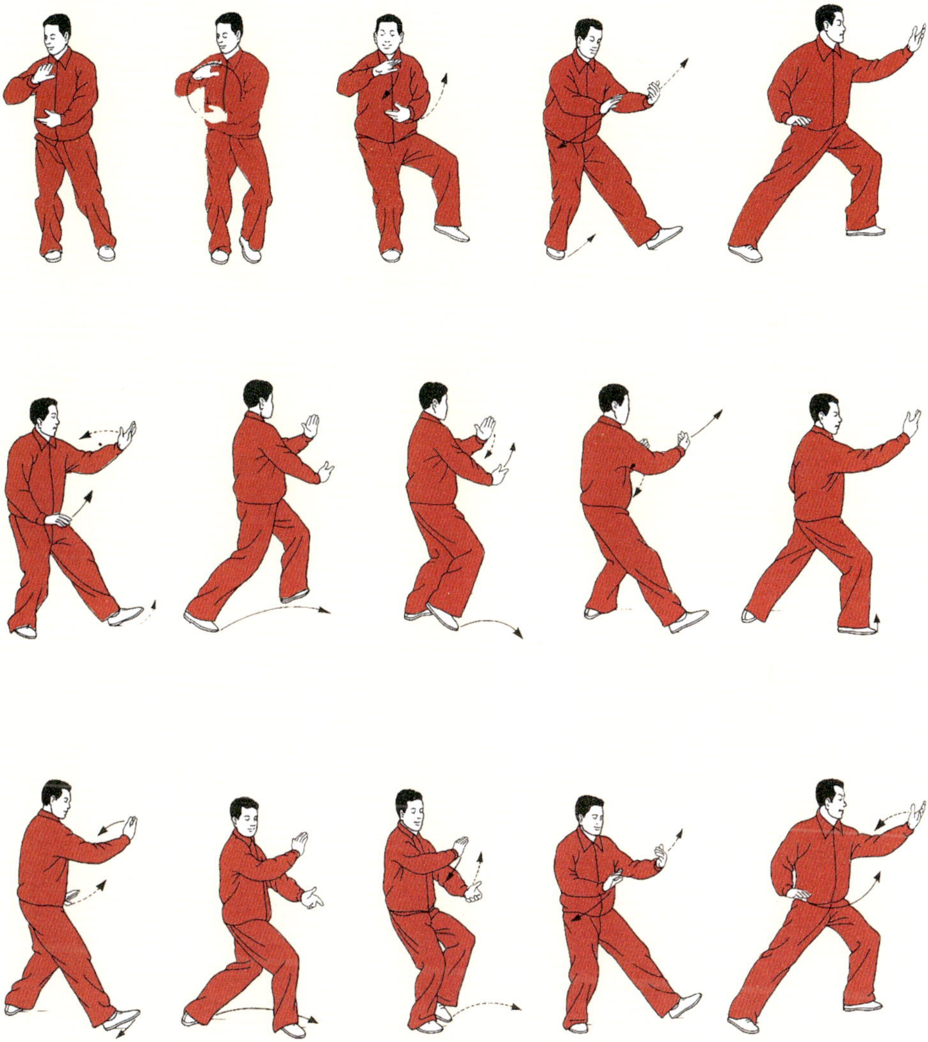

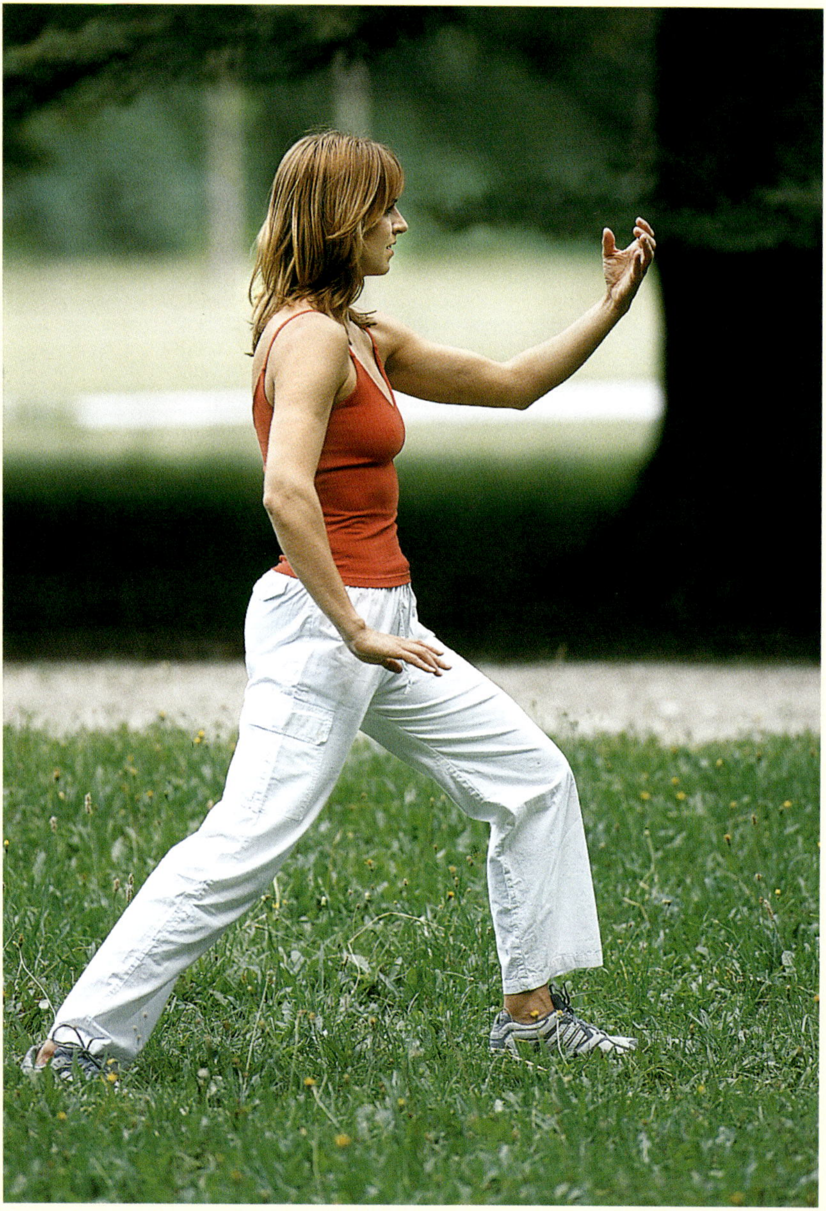

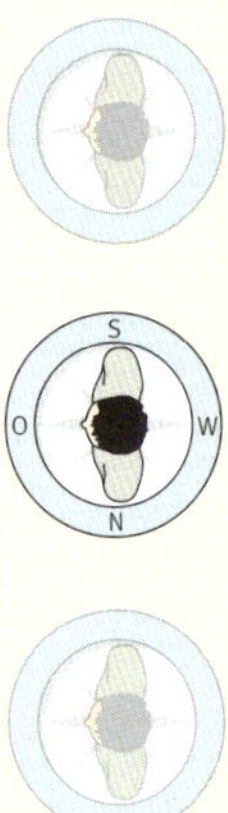
S
O
W
N

Bai He Liang Chi

Der Kranich lässt die Flügel glänzen

Bai: weiß; He: Kranich (Bai He: Storch);
Liang: glänzen, zeigen, leuchten;
Chi: Flügel
Gemeint ist die Bewegung, mit der Vögel ihre Flügel kurz auffächernd ausbreiten, was bei helleren Federn wie ein Aufblitzen aussieht.

➤ Drehen Sie nach dem letzten Bogenschritt Ihren Oberkörper leicht nach links. Die Belastung geht auf Ihr linkes Bein, der rechte Fuß wird um eine halbe Schrittlänge zum linken Fuß herangesetzt. Die Hände nehmen den Ball auf, der Ball wird vor der Brust gehalten, die linke Hand befindet sich oben.

➤ Blick auf die linke Hand.

➤ Verlagern Sie Ihr Gewicht auf das hintere Bein und setzen Sie sich nach hinten. Drehen Sie Ihren Oberkörper etwas nach rechts, ziehen Sie die Hände auseinander. Die rechte Hand geht seitlich auf Höhe der rechten Schläfe, die linke Hand wird hüfthoch gehalten, Handfläche nach unten, Fingerspitzen nach vorne. Gleichzeitig wird der rechte Fuß etwas angehoben und eine halbe Fußlänge nach vorne »leer« aufgesetzt. Die Fußspitze berührt den Boden.

➤ Blick nach vorne.

Worauf zu achten ist:
Die Aufwärtsbewegung der Hand verläuft synchron zur Gewichtsverlagerung nach hinten. Das linke Bein wird leicht gebeugt.

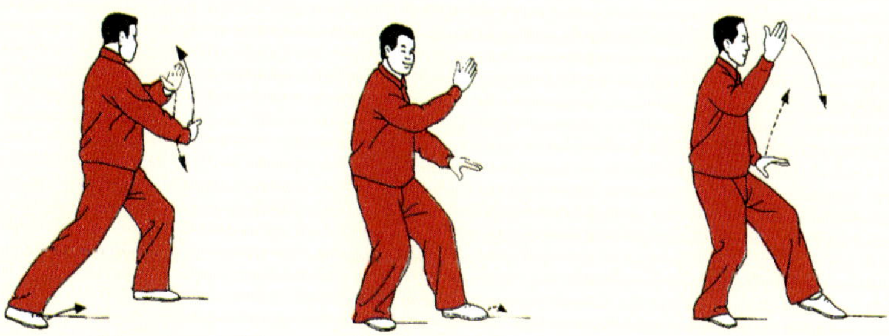

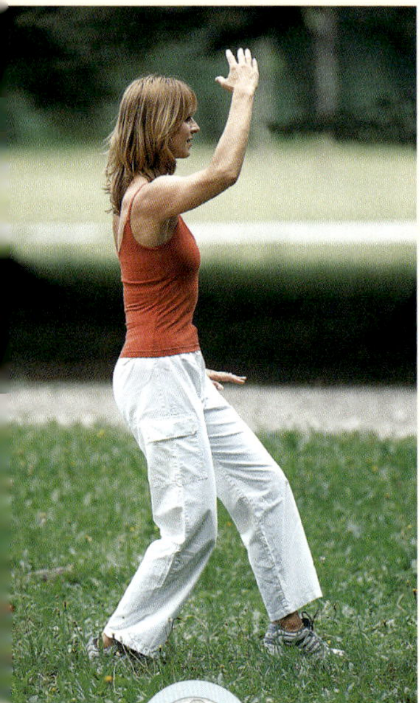

Lou Xi Ao Bu

Das Knie streifen

Lou: umfassen; Xi: Knie;
Lou Xi: das Knie streifen, am Knie vorbei streichen;
Ao Bu: Bogenschritt

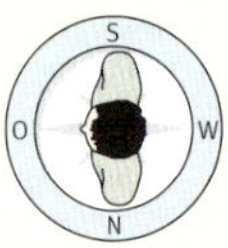

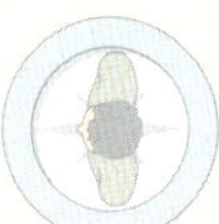

➤ Drehen Sie im Anschluss an die letzte Bewegung den Oberkörper etwas nach links. Die rechte Hand bewegt sich vor dem Körper (Handfläche zum Körper gerichtet) nach links unten, so als wolle man einen Schlag, der von vorne kommt abwehren; drehen Sie wieder nach rechts, die rechte Hand bewegt sich auf Bauchhöhe nach rechts, setzt die Bewegung im Bogen nach oben fort; winkeln Sie auf Schulterhöhe den Arm an, führen Sie die rechte Hand Richtung Ohr, während die Linke am ausgestreckten Arm, Handfläche nach oben gedreht, einen auswärts gerichteten Bogen vollführt, bis die Hand – vor der Brust angekommen – innehält.

➤ Lösen Sie Ihren linken Fuß, machen Sie einen Schritt (halber Bogenschritt) nach vorne und verlagern Sie Ihr Gewicht auf das vordere Bein. Bewegen Sie gleichzeitig die rechte Hand am Kopf vorbei – halb »schneidend«, halb »schiebend« – nach vorne. Synchron bewegt sich die linke Hand nach unten, umkreist das linke Knie und bewegt sich seitlich bis auf Hüfthöhe, die Handfläche zeigt nach unten. Drehen Sie den Oberkörper nach vorne.

➤ Blick zur rechten Hand.

➤ »Setzen« Sie sich nach hinten, verlagern Sie Ihren Schwerpunkt auf das rechte Bein, heben Sie die Zehen des linken Fußes an, drehen Sie Ihren Oberkörper und Ihr linkes Bein inkl. Fuß um 45 Grad nach links; Fuß absetzen, Gewicht auf das linke Bein verlagern, den rechten Fuß lösen und mit der Fußspitze neben den linken Fuß setzen; wenden Sie die linke Hand währenddessen mit der Handfläche nach oben und strecken Sie den linken Arm seitlich in Verlängerung der Schulterlinie aus, bis die Hand Schulterniveau erreicht hat; die rechte Hand bewegt sich in dieser Zeit, mit der Handfläche schräg nach unten gewandt, vor der linken Körperseite bis auf Brusthöhe nach unten.

➤ Blick zur linken Hand.

Nun wiederholen Sie die Bewegung ab dem halben Bogenschritt seitenverkehrt (links und rechts werden getauscht). Wiederholen Sie die Bewegung nochmals.

Diese Bewegung gleicht der Abwehr zweier Schläge, die von vorne kommen. Schultern und Ellbogen sinken lassen, Arme und Beine nie vollständig gestreckt. Hände und Füße, Arme und Beine bewegen sich synchron.

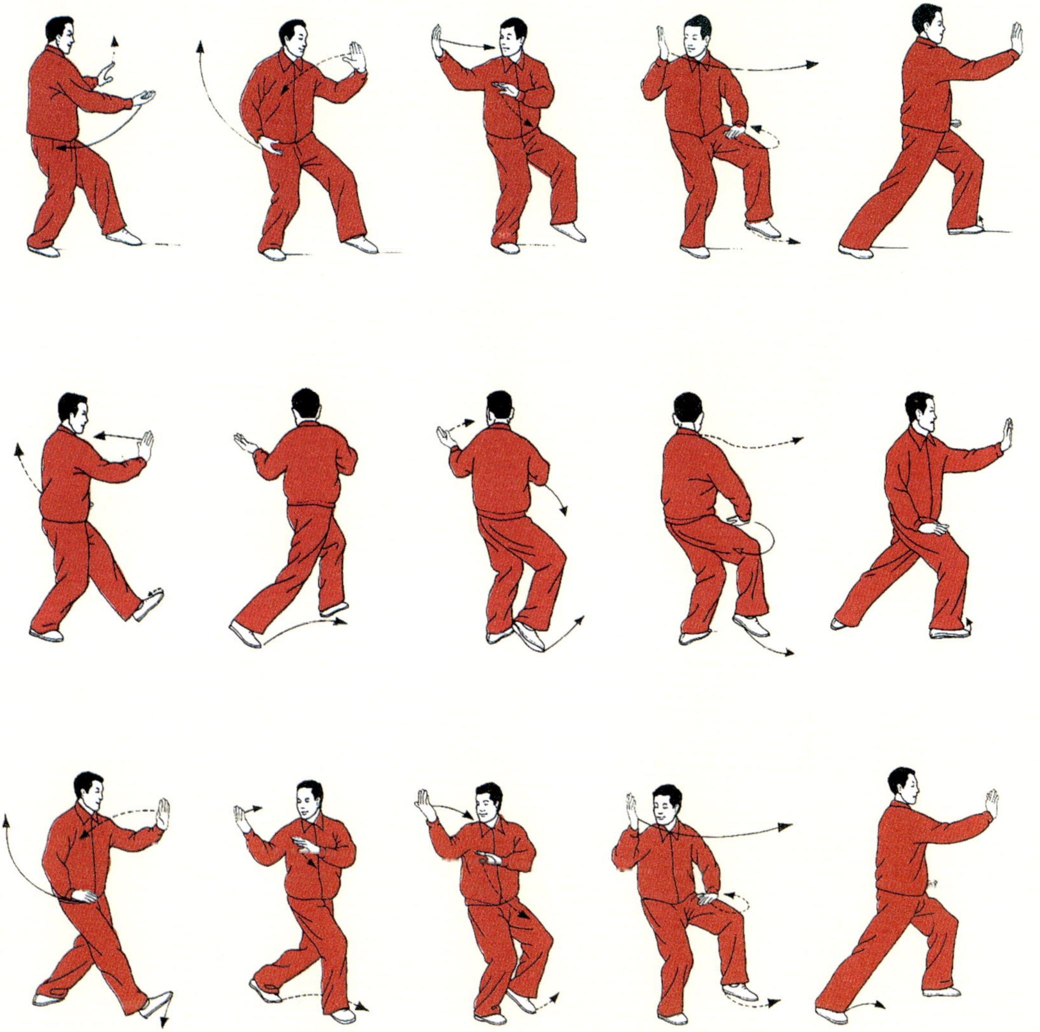

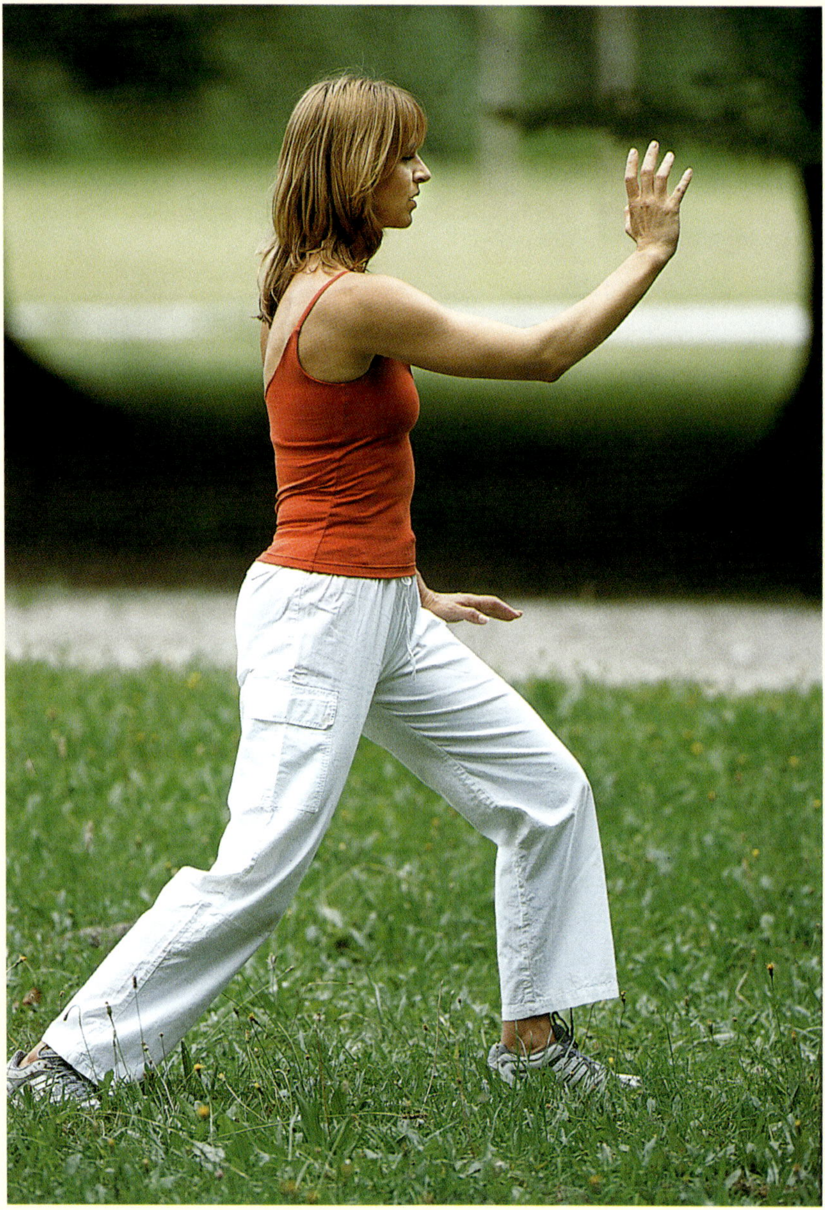

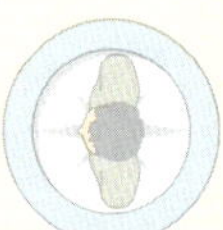

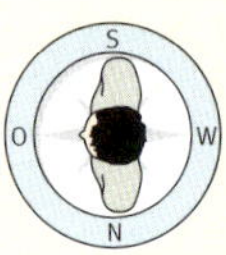
S
O
W
N

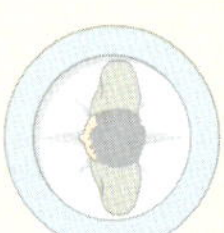

Shou Hui Pi Pa

Die Hände schwingen die Pipa

Shou: Hände; Hui: schwingen, schwenken; Pipa: chinesisches Saiteninstrument, eine Art Laute, die beim Spielen mit den Händen aufrecht gehalten wird. (Die Pipa bezeichnet gleichermaßen eine Waffe, die evtl. mit einer ähnlichen Bewegung wie der beschriebenen geführt wurde.)

➤ Bewegen Sie Ihren rechten Fuß eine halbe Schrittlänge in Richtung linke Ferse und setzen Sie ihn ab. Verlagern Sie Ihr Gewicht auf das rechte Bein und »setzen« Sie sich. Heben Sie den linken Fuß leicht an und machen Sie einen »leeren Schritt« (s. S. 48) nach vorne. Drehen Sie Ihren Oberkörper in der Taille leicht nach rechts.

➤ Drehen Sie Ihre linke Hand, die sich auf Hüfthöhe befindet, mit der Handfläche nach rechts und führen Sie sie weiter bis zur Höhe der Nasenspitze nach oben und vorne; gleichzeitig bewegen Sie die rechte Hand nach unten; die Handfläche der rechten Hand streift am linken Unterarm Richtung Ellbogen, zeigt dabei nach schräg links oben, bis sie die Innenseite Ihres linken Ellbogens erreicht. In der letzten Phase der Bewegung zeigt die linke Handfläche nach rechts und die rechte Handfläche schräg nach links unten.

➤ Blick zum Zeigefinger der linken Hand.

➤ Heben Sie im Verlauf der Armbewegung den linken Fuß an und setzen Sie ihn gleichzeitig bei Beendigung der Armbewegung mit der Ferse ab.

Worauf zu achten ist:
Oberkörper locker und aufrecht halten, linke Armbewegung und Gewichtsverlagerung nach hinten synchron koordiniert durchführen.

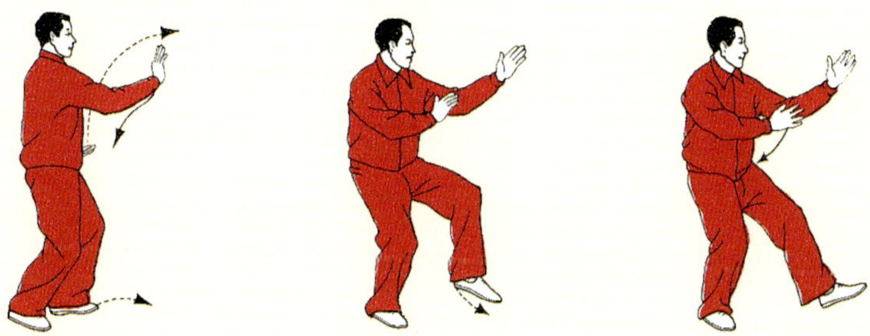

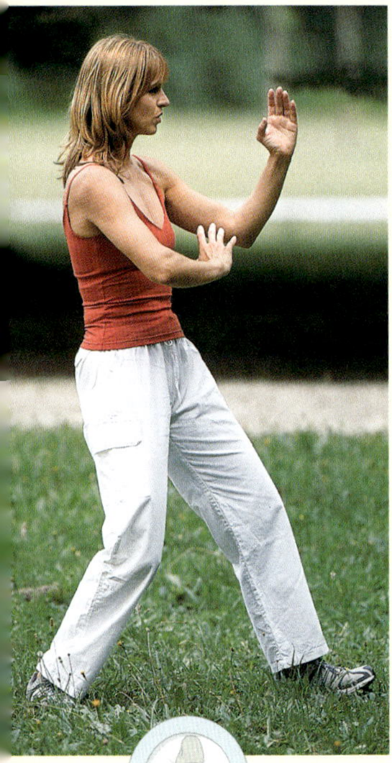

Dao Nian Hou

Im Zurückgehen die Affen vertreiben

Dao: zurückgehen; Nian: vertreiben, verscheuchen; Hou: Affe(n)

➤ Senken Sie langsam den rechten Arm, während Sie den Oberkörper etwas nach rechts drehen. Führen Sie die Hand an der Hüfte vorbei im Bogen aufwärts nach hinten bis in Schulterhöhe. Beide Handflächen zeigen nach oben.

➤ Heben Sie die Ferse des linken Fußes an.

➤ Blick nach hinten zur rechten Hand, anschließend wieder nach vorne zur linken Hand schauen.

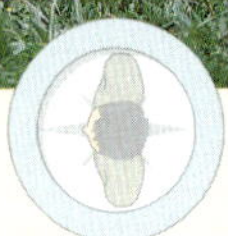

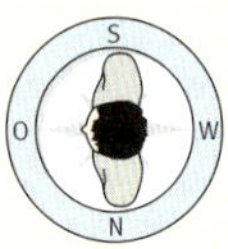

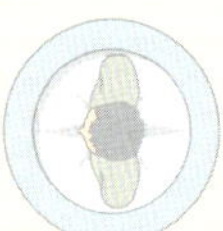

Worauf zu achten ist:
Der nach hinten zeigende Arm steht in »Verlängerung« des Schultergürtels. Achten Sie darauf, nicht die Schulterblätter zusammenzuführen.

➤ Beugen Sie den rechten Arm, indem Sie den Ellbogen sinken lassen. Führen Sie die rechte Hand am Ohr vorbei und stoßen Sie mit der offenen Handfläche nach vorne.

➤ Drehen Sie den Oberkörper langsam nach links, lösen Sie den linken Fuß und machen einen Schritt nach hinten (s. Bogenschritt rückwärts, Seite 54). Legen Sie Ihr Gewicht auf das linke Bein, der rechte, »leere« Fuß dreht sich auf dem Ballen, bis die Fußspitze nach vorne zeigt.

➤ Blick zur rechten Hand. Die Mittelfingerspitze steht auf Höhe Ihrer Nasenspitze.

➤ Drehen Sie den Oberkörper weiter in der Taille nach links und führen Sie die linke Hand von der Hüfte aus im Bogen nach hinten bis auf Schulterhöhe, Handfläche nach oben gerichtet.

➤ Blick zur linken Hand.

➤ Drehen Sie die Handfläche der rechten Hand nach oben.

Gleichzeitig Kopf zurückdrehen, Blick zur rechten Hand.

Wiederholen Sie die Bewegung noch zweimal, jeweils zur anderen Seite.

Worauf zu achten ist:
Die Arme bewegen sich bogenförmig, wobei die Ellbogen stets nach unten »sinken«. Die Arme dürfen nicht durchgedrückt werden. Die Schultern sind entspannt, die Drehung in der Taille erfolgt gleichmäßig und in Koordination mit der gesamten Bewegung. Um das Gleichgewicht zu halten, werden die Füße beim Rückwärtsschritt nicht gekreuzt.

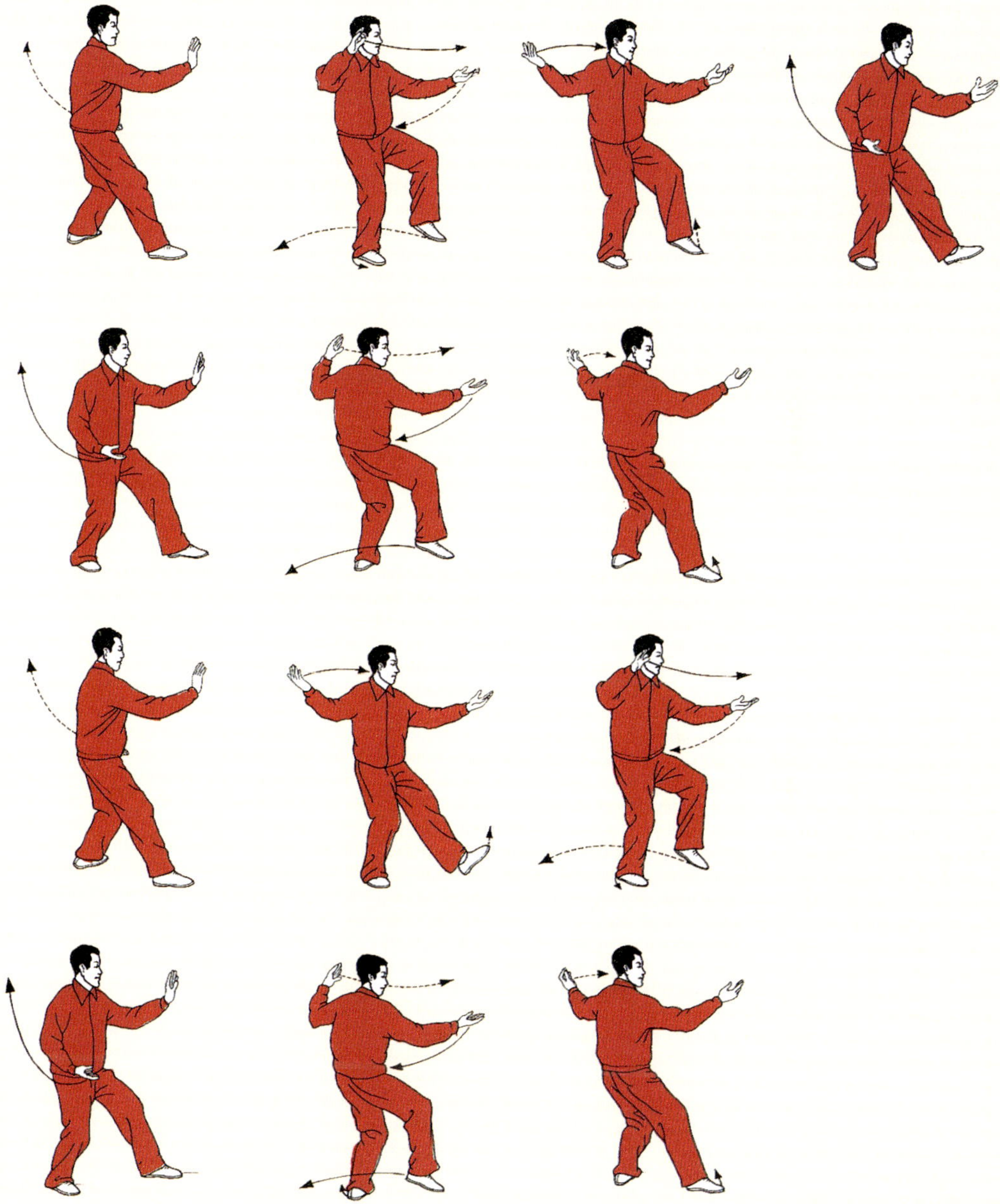

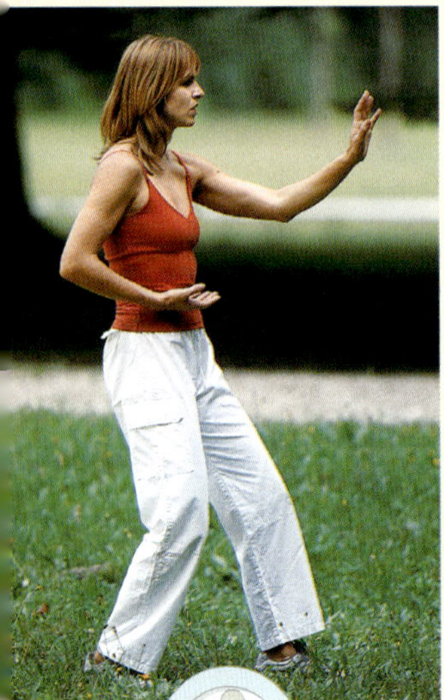

Zuo Lan Que Wei

Den Umriss des Spatzenschwanzes zeichnen, links

Zuo: links (You: rechts); Lan: Kontur, Umrisslinie; Que: kleiner Vogel, Spatz; Wei: Schwanz
Gemeint ist: Mit den Händen eine Figur in die Luft zeichnen, die wie der Schwanz eines Spatzen aussieht.

Diese Bewegung wird zweimal in Folge ausgeführt, wobei lediglich die Bewegungsrichtung durch eine Körperdrehung um 180 Grad variiert wird.

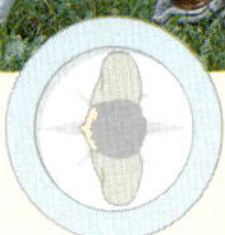

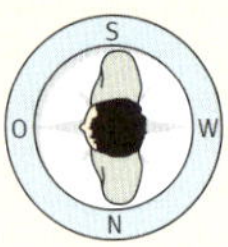

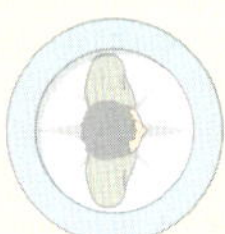

➤ Die Bewegung der rechten Hand aus der vorhergehenden Figur wird fortgesetzt, indem der rechte Arm gebeugt und die Hand zum Oberkörper geführt wird, die Handfläche zeigt nach unten. Ziehen Sie gleichzeitig die linke Hand mit einer Handdrehung (Handfläche nach oben drehen) zurück, bis beide Hände den »Ball« vor der rechten Körperseite halten.
Drehen Sie Ihren Oberkörper etwas nach links, verlagern Sie Ihr Gewicht ganz auf das rechte Bein. Ziehen Sie den linken Fuß zum rechten Fuß heran, setzen Sie die Fußspitzen kurz ab.
➤ Blick zur rechten Hand.

Peng

➤ Machen Sie mit dem linken Bein einen Bogenschritt nach vorne. Die Arme öffnen sich ähnlich wie beim ersten Bogenschritt, mit dem Unterschied, dass der Unterarm etwas mehr parallel zum Boden steht.
➤ Strecken Sie den linken Arm in Schulterhöhe aus, die linke Handfläche zeigt zum Körper. Schieben Sie Ihre rechte Hand von der Hüfte in Richtung linke Hand, Handfläche nach außen gerichtet. Drehen Sie Ihren Oberkörper leicht nach links.
➤ Blick zum linken Unterarm.

Lü

➤ Lassen Sie die rechte Hand, mit nach oben gedrehter Handfläche, wieder zur Hüfte zurückgleiten, drehen Sie die linke Hand mit der Handfläche dabei nach unten. »Ziehen« Sie mit beiden Händen auf Hüfthöhe am Körper vorbei, wobei sich Ihr Gewicht auf das hintere Bein verlagert und der Oberkörper nach rechts dreht.

Ji

➤ Bewegen Sie nun den rechten Arm im Bogen zurück nach vorne, die Handfläche zeigt in Bewegungsrichtung. Die linke Hand setzt die begonnene Bewegung fort und bewegt sich ebenfalls im Bogen vor der rechten Hand nach vorne, die Handfläche zeigt dabei nach innen in Richtung rechte Hand.
➤ Drehen Sie Ihren Oberkörper nach links, während Sie die Hände nach vorne schieben, die rechte etwas schneller als die linke. Das Gewicht verlagert sich auf das linke, gebeugte Bein.
➤ Die rechte Hand bewegt sich mit der Handfläche zum linken Handgelenk. Ist das Gewicht komplett auf das linke Bein verlagert, berührt die rechte Hand das linke Handgelenk. Die linke Hand steht horizontal, Handfläche zum Gesicht gewandt, Daumenspitze auf Höhe der Nasenspitze. Beide Hände schieben gemeinsam noch ein kleines Stück nach vorne.
➤ Blick zum rechten Handgelenk.

An

➤ Strecken Sie Ihre rechte Hand weiter über die linke Hand nach vorne. Drehen Sie gleichzeitig die Handflächen beider Hände nach unten.
➤ Verlagern Sie Ihr Gewicht auf das hintere Bein, ziehen Sie beide Hände, die sich voneinander trennen, nach unten.
➤ Die Hände bewegen sich im Bogen auf Schulterbreite nach unten bis auf Bauchhöhe. Die Handflächen zeigen etwas nach vorne und nach unten. Heben Sie die Fußspitze des entlasteten, vorderen Beines etwas an.
➤ Blick nach vorne.
➤ Schieben Sie beide Hände nach vorne und verlagern Sie Ihr Gewicht auf das vordere Bein. Die Hände bewegen sich in einer leichten Kurve nach oben und vorne. Sind die Handgelenke auf Schulterhöhe, stehen die Hände aufrecht, die Handflächen zeigen nach vorne.
➤ Blick nach vorne.

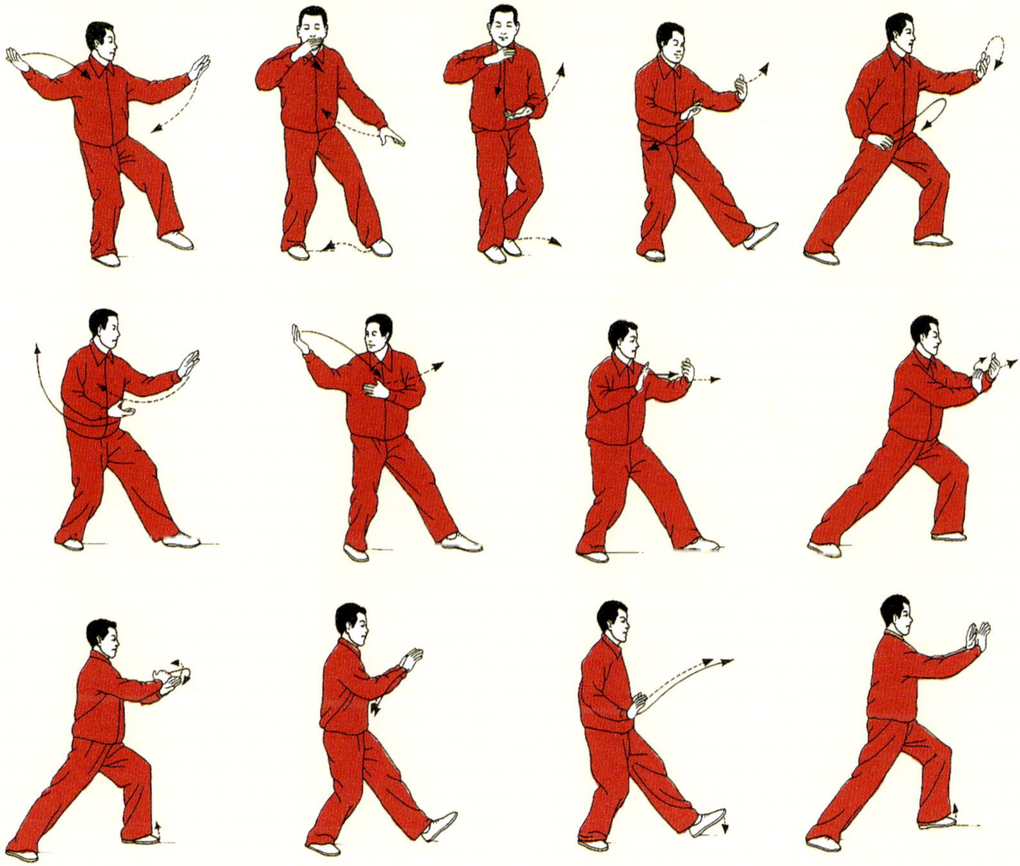

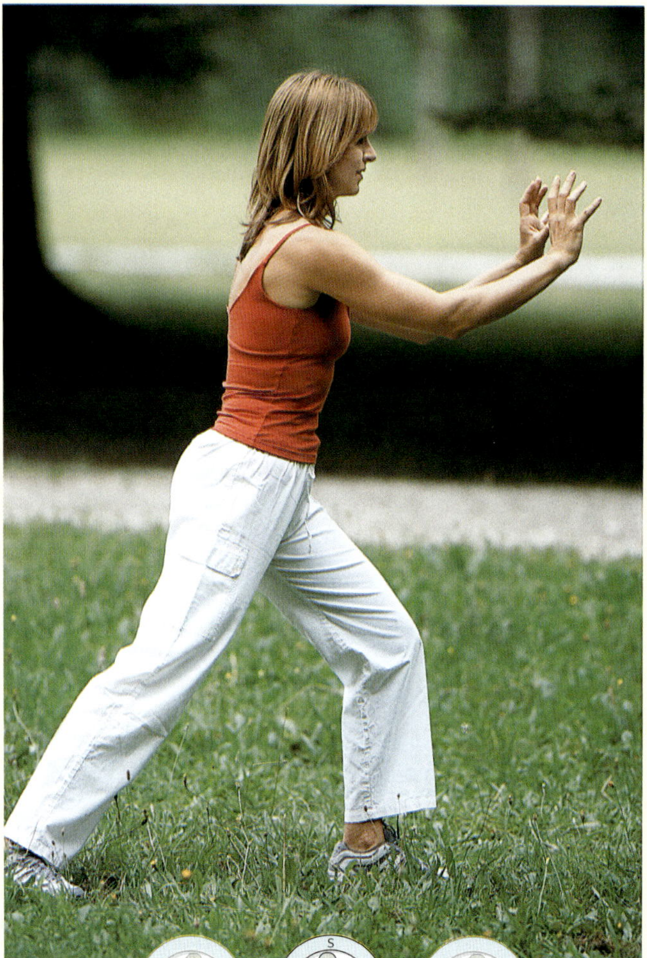

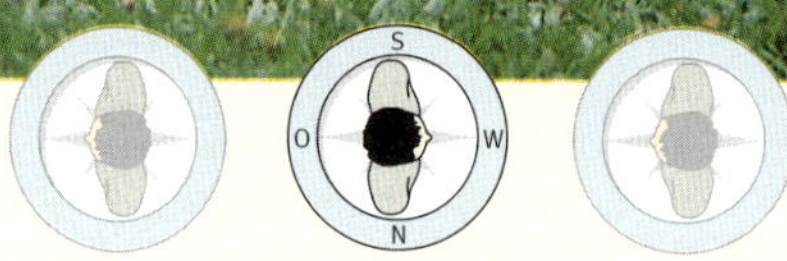

You Lan Que Wei

Den Umriss des Spatzenschwanzes zeichnen, rechts

➤ Es folgt ein Drehschritt, wobei Sie mit der rechten Hand einen horizontalen Bogen nach rechts schlagen. Die rechte Hand setzt die Bewegung in einer runden Bewegung fort und greift den »Ball« von unten, während die linke Hand langsam von oben in die Ballhalteposition geführt wird.
➤ Die Hände halten den »Ball« vor der linken Körperhälfte.

Wiederholen Sie die Bewegung Peng, Lu, Ji, An wie zuvor beschrieben zur anderen Seite.

Lan Que Wie – Den Umriss des Spatzenschwanzes zeichnen ist eine zentrale und wichtige Bewegung des Tai Chi Chuan. Üben Sie diese Bewegung auch unabhängig von der gesamten Form.

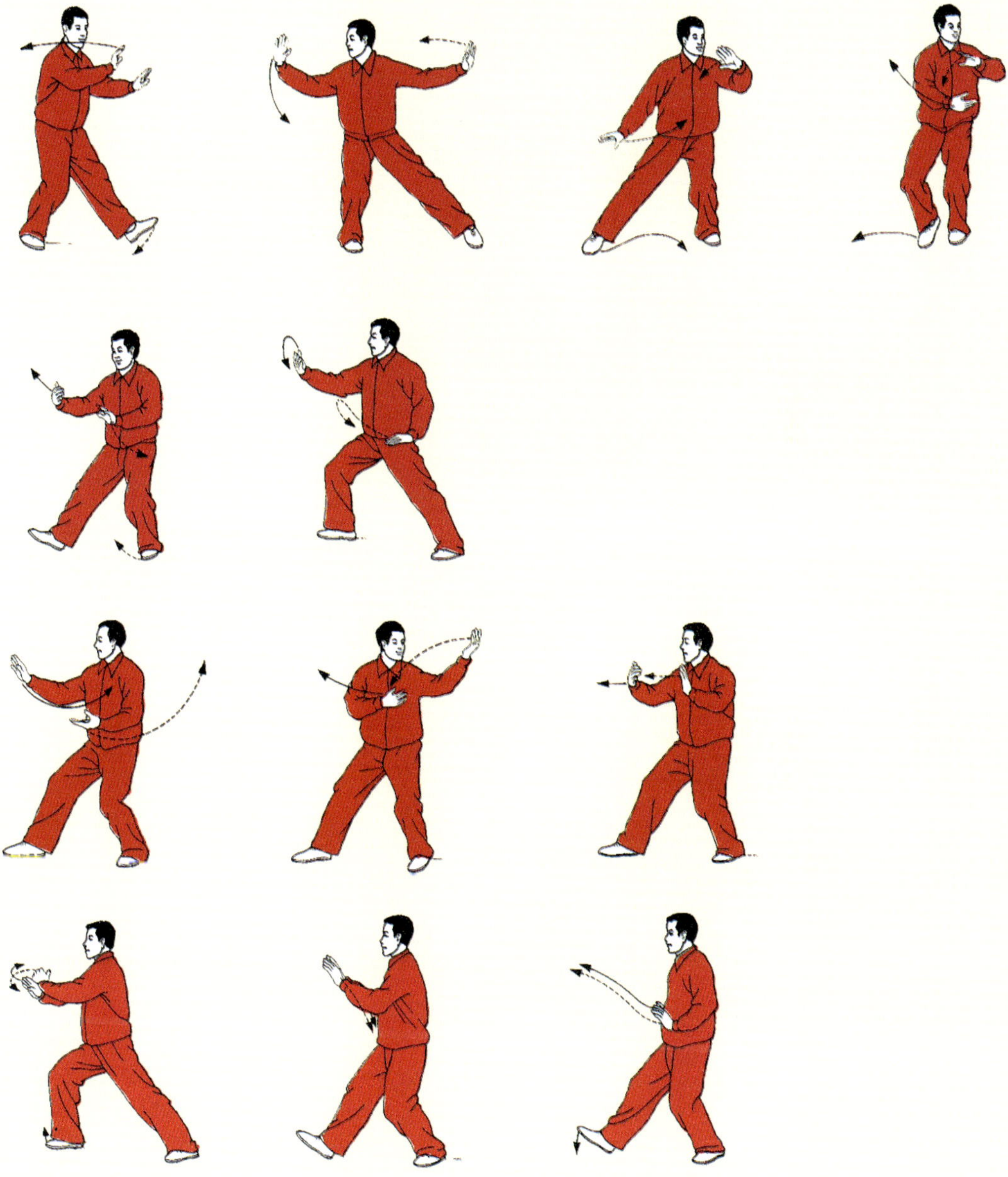

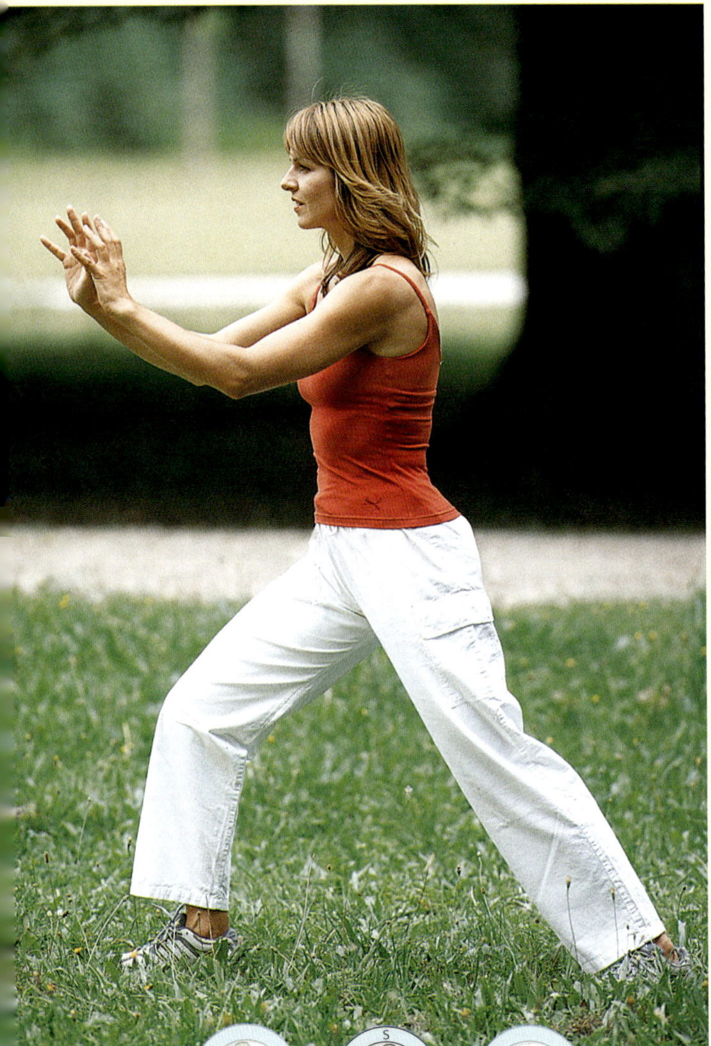

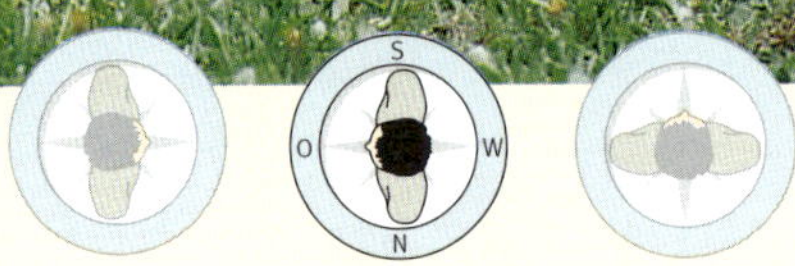

Dan Bian

Einzelne Peitsche

Dan: ein, einzeln; Bian: Peitsche
Die Bewegung »Einzelne Peitsche« könnte treffender als »die Peitsche präsentieren« übersetzt werden. Die rechte Hand hält den Griff der Peitsche und die Peitsche selbst läuft durch die linke Hand, bis sie – wie um sie vorzuzeigen – vor dem Körper aufgespannt ist.

➤ Verlagern Sie Ihr Gewicht nach hinten auf das linke Bein. Drehen Sie Ihren Oberkörper nach links, wobei die rechte Hand gleichzeitig einen Abwärts- und in der Folge einen Aufwärtsbogen beschreibt. Drehen Sie Ihren rechten Fuß um 90 Grad nach innen, sodass die Zehenspitzen wieder in Richtung Ausgangsposition zeigen.
Die linke Hand wird synchron zur Bewegung der rechten auf Schulterhöhe nach links geführt, die linke Handfläche zeigt nach außen.

➤ Verlagern Sie Ihr Gewicht wieder nach rechts, setzen Sie den linken Fuß mit der Fußspitze an den rechten heran.

➤ Die rechte Hand vollendet ihre Aufwärtsbewegung, indem sie, Handfläche nach außen, am Gesicht vorbei vor die rechte Schulter geführt wird.

- Drehen Sie die rechte Handfläche nach außen, schieben Sie die Hand in die rechte Diagonale und krümmen Sie die Finger zur Hakenhand. Der Arm wird nicht vollständig gestreckt, die Hakenhand steht etwas über Schulterniveau (Handgelenk und rechtes Ohr befinden sich auf gleicher Höhe).

Währenddessen beschreibt die linke Hand, Handfläche nach innen, einen Bogen nach unten, am Bauch und anschließend am Gesicht vorbei vor die rechte Schulter.

- Blick zur linken Hand.
- Drehen Sie Ihren Oberkörper nach links und führen Sie einen Bogenschritt nach links vorne aus. Der linke Arm und die Hand werden mitgeführt. In der Endphase der Bewegung, wenn Sie Ihr Gewicht auf das linke Bein verlagern, drehen Sie die linke Handfläche nach außen und gleichzeitig den rechten Fuß auf dem Ballen, sodass die Ferse um 45 Grad nach hinten gleitet. Der linke Arm streckt sich nach vorne, die linke Hand steht über dem linken Knie.

Worauf zu achten ist:
Halten Sie bei dieser Bewegung Becken und Oberkörper entspannt. Die Drehung der linken Hand und des rechten Fußes geschehen synchron. Ebenso die Streckung des linken Arms und die leichte Drehung des Oberkörpers. Am Ende der Bewegung zeigt die Körpervorderseite etwas nach rechts.

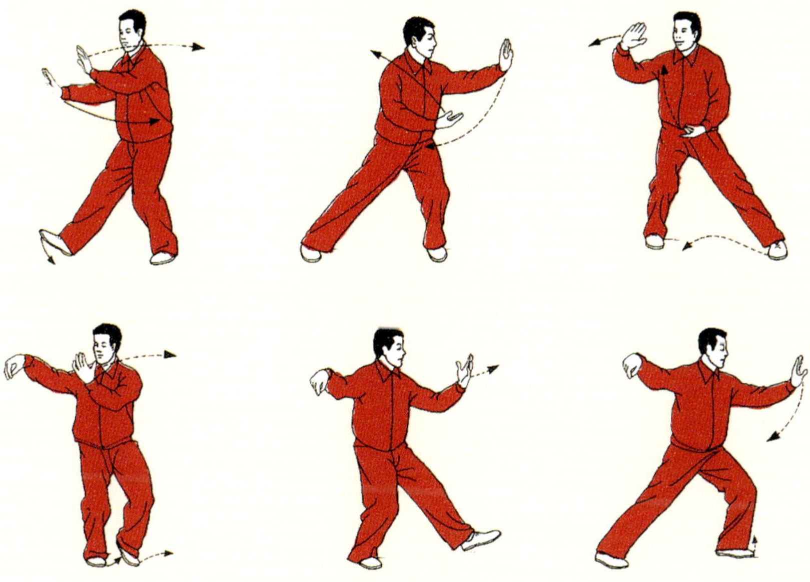

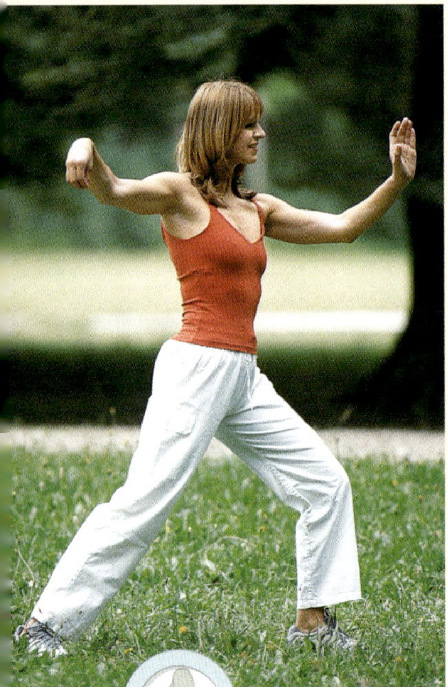

Yun Shou

Wolkenhände

Yun: Wolken;
Shou: Hände
Hände wie ziehende Wolken

➤ Verlagern Sie Ihr Gewicht langsam auf das rechte Bein, heben Sie die linke Fußspitze an und drehen Sie Ihren Körper nach rechts; die linke Fußspitze wird nach innen gedreht, sodass beide Füße wieder in die Anfangsrichtung zeigen.
Die linke Hand »fällt« langsam nach unten und beschreibt einen großen Bogen nach unten, am Bauch vorbei bis zur rechten Schulter, die Handfläche schräg nach oben weisend.

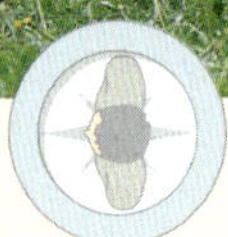

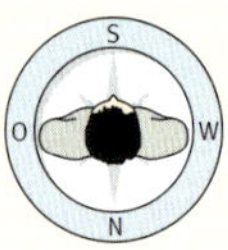

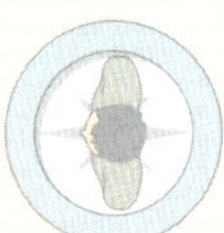

➤ Öffnen Sie die rechte (Haken-)Hand (siehe S. 58), drehen Sie die Handfläche nach außen, wobei sie leicht nach unten zeigt.
➤ Blick zur linken Hand
➤ Führen Sie die linke Hand seitlich nach links, mit einer leichten Tendenz nach vorne. Hierbei drehen Sie die Handfläche nach außen.
Drehen Sie gleichzeitig Ihren Oberkörper langsam nach links und verlagern Sie dabei Ihr Gewicht auf das linke Bein.
➤ Bewegen Sie die rechte Hand in einem Aufwärtsbogen am Bauch vorbei zur linken Schulter, Handfläche zum Körper weisend, während die linke Hand langsam nach außen fällt.
➤ Ziehen Sie den rechten Fuß bis auf eine Fußbreite an den linken Fuß heran.
➤ Die rechte Hand bewegt sich nun am Gesicht vorbei, die linke Hand bewegt sich in einem Abwärts- und folgend einem Aufwärtsbogen zur rechten Schulter, der Oberkörper dreht in der Taille ebenfalls zu dieser Seite.
Die rechte Hand setzt ihre Bewegung im Bogen nach unten und zur anderen Seite fort.
➤ Führen Sie die linke Hand seitlich nach links, mit einer leichten Tendenz nach vorne. Hierbei drehen Sie die Handfläche nach außen.
Belasten Sie gleichzeitig wieder das rechte Bein und setzen Sie den linken Fuß parallel zum rechten auf Schulterbreite nach außen.
Wiederholen Sie die Bewegung 2-mal.

Sollten Sie einmal vergessen, wie oft diese Bewegung insgesamt ausgeführt wird, können Sie sich merken: Die linke Hand kommt im Verlauf dieser Figur dreimal an Ihrem Gesicht vorbei. Nach dem dritten Mal schließt sich die Bewegung Dan Bian (Einzelne Peitsche) an.

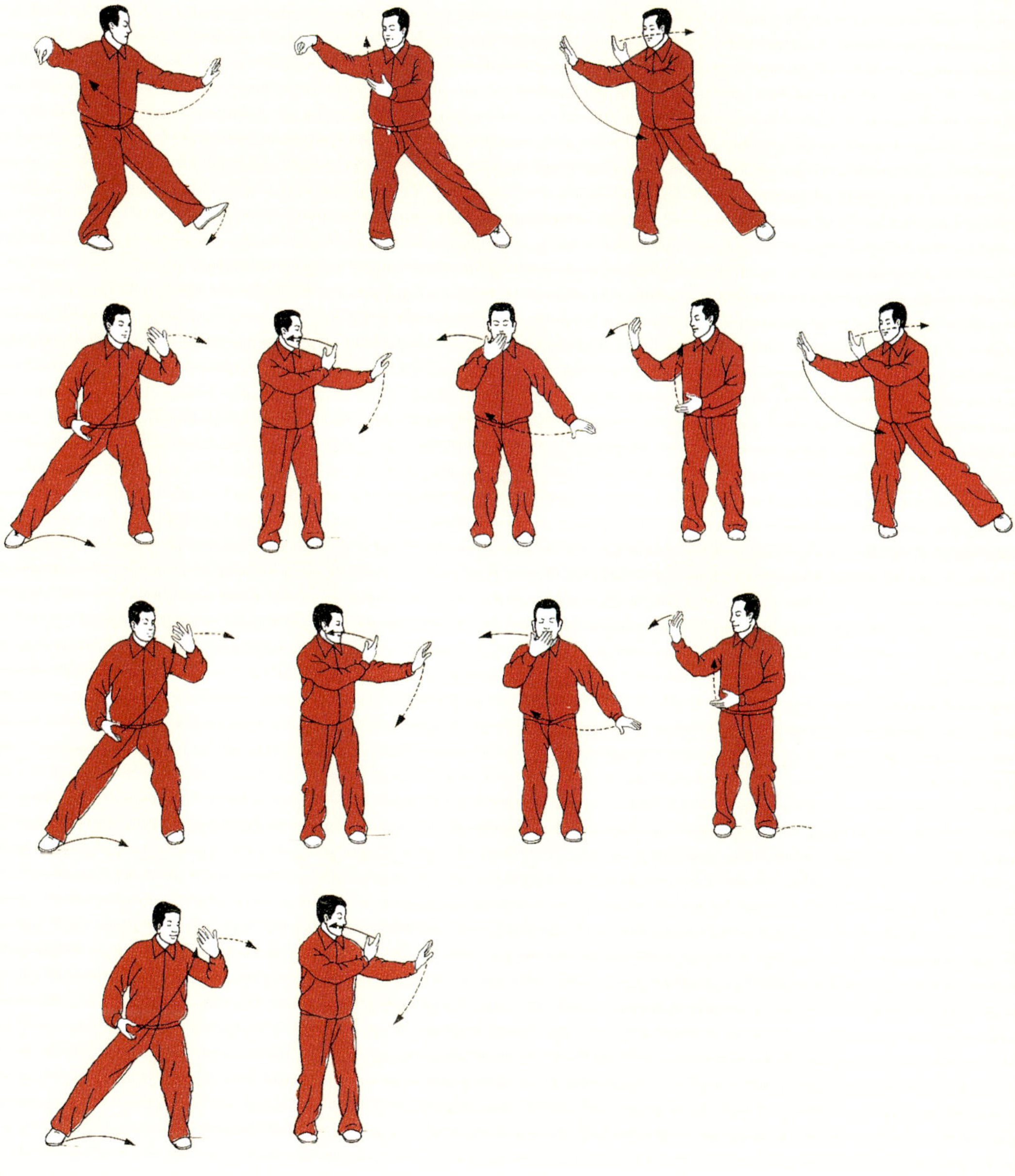

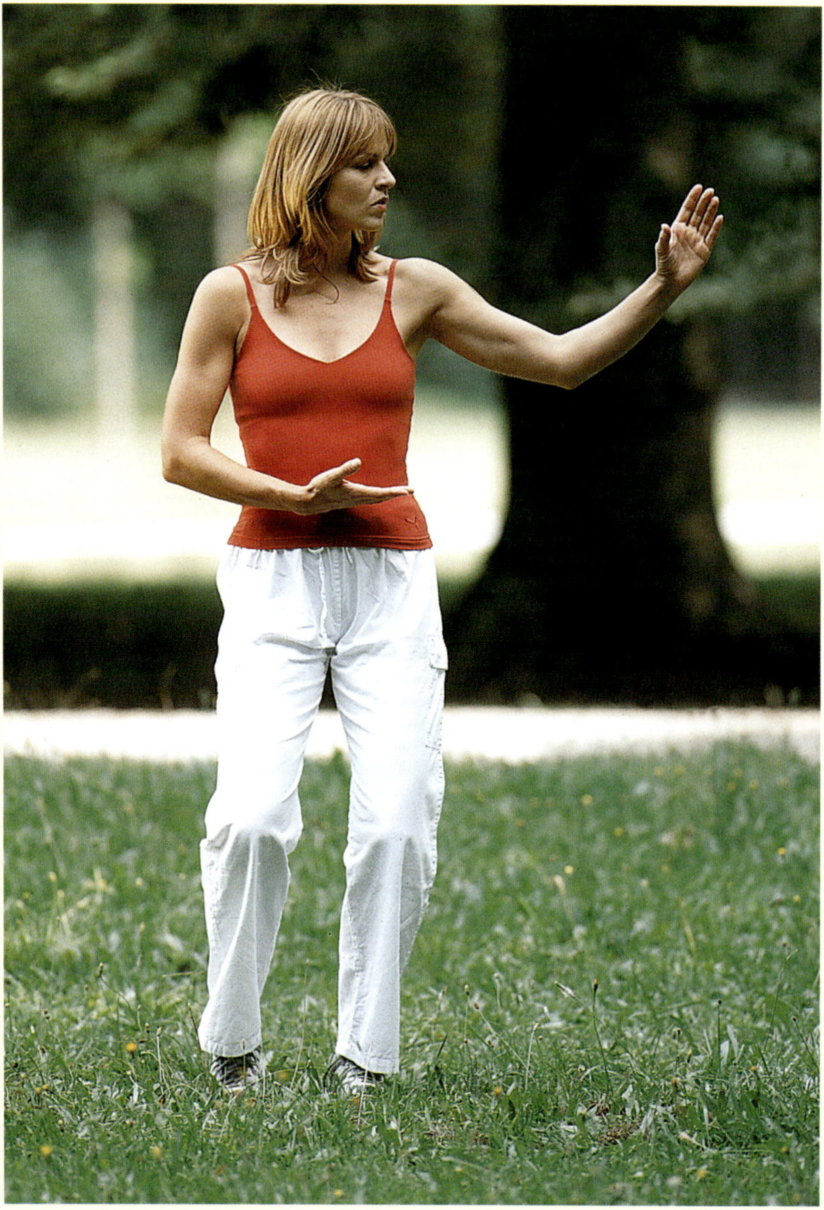

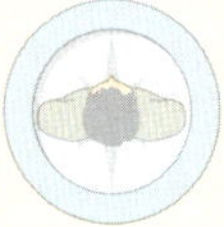

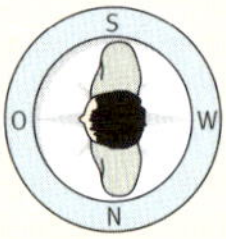
S
O
W
N

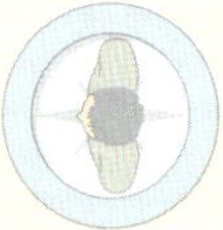

Dan Bian

Einzelne Peitsche

➤ Im Anschluss an die letzte Bewegung verlagern Sie Ihr Gewicht auf das rechte Bein. Drehen Sie Ihren Oberkörper etwas nach rechts, wobei der rechte Arm gleichzeitig etwas gestreckt wird und die rechte Hand einen Abwärts- und in der Folge einen Aufwärtsbogen beschreibt.

➤ Verlagern Sie Ihr Gewicht ganz auf das rechte Bein, setzen Sie den linken Fuß mit der Fußspitze an den rechten heran.

Die linke Hand wird synchron zur Bewegung der rechten auf Schulterhöhe nach links geführt, die linke Handfläche zeigt nach außen.

➤ Blick zur linken Hand.

➤ Vollenden Sie nun die Bewegung wie bereits in Figur 9 beschrieben.

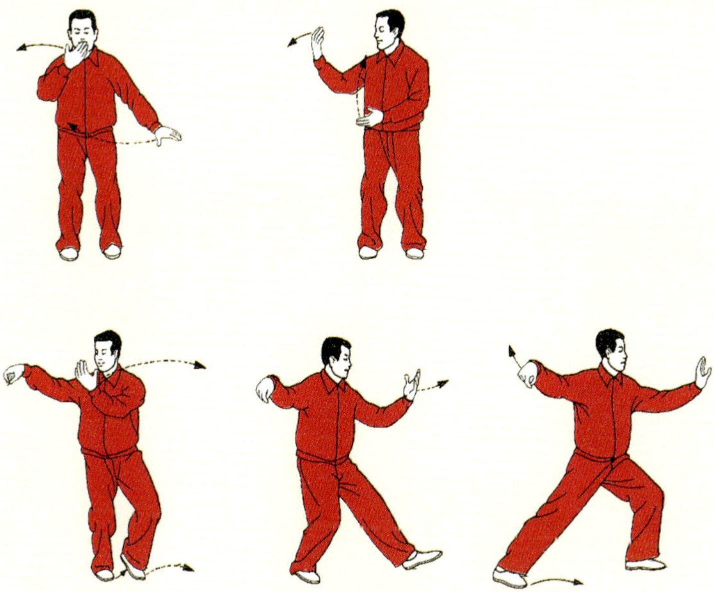

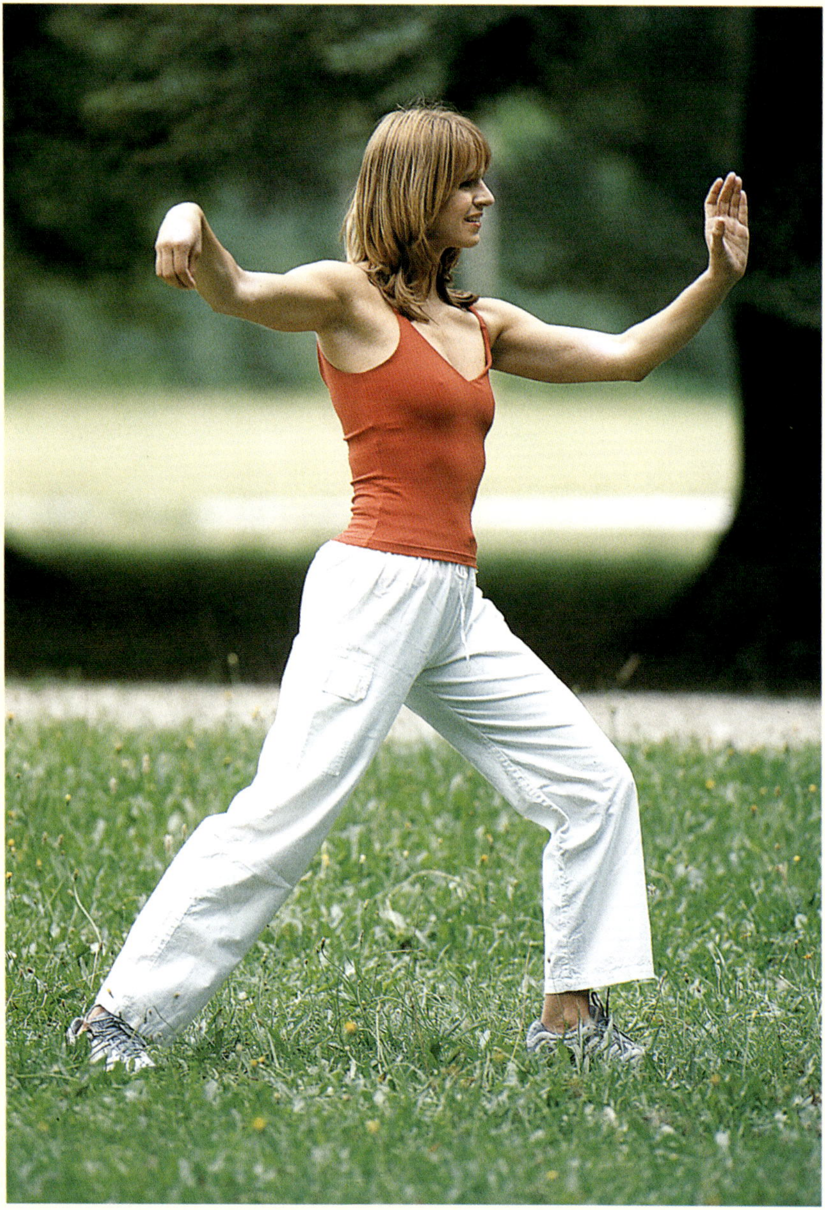

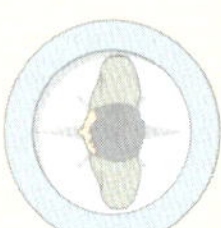

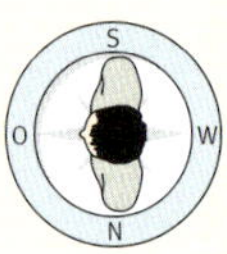
S
O
W
N

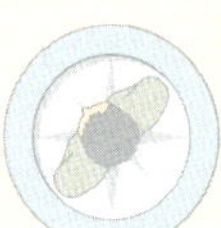

Gao Tan Ma

Von oben erkunden

Gao: oben, von oben; Ma: Pferd; Tan Ma: feststehender Begriff für Späher, Kundschafter. Kundschafter waren früher beritten und konnten typischerweise aus erhöhter Lage um sich spähen.

➤ Verlagern Sie Ihr Gewicht ganz auf den linken Fuß und setzen Sie den rechten Fuß um eine halbe Schrittlänge nach vorn. Verlagern Sie Ihr Gewicht wieder auf das rechte Bein.
Gleichzeitig öffnen Sie die Hakenhand und drehen beide Handflächen nach oben, die Ellbogen »hängen« nach unten, die Arme sind leicht gerundet. Wenden Sie dabei Ihren Oberkörper etwas nach rechts und heben Sie die linke Ferse etwas an.

➤ Blick nach vorne zur linken Hand.
➤ Während Sie nun die rechte Hand mit der Handfläche nach vorne zeigend, am Kopf vorbei in Bewegungsrichtung schieben, drehen Sie den Oberkörper zurück.
➤ Senken Sie die linke Hand im Bogen zur linken Hüfte, die Handfläche nach wie vor nach oben weisend, heben Sie den linken Fuß etwas an und setzen Sie ihn um einige Zentimeter nach vorne mit dem Ballen auf. Das linke Bein wird nicht durchgestreckt.
➤ Blick zur rechten Hand.

Die Bewegung hat, vor allem was die Führung der Arme betrifft, Ähnlichkeit mit der Schrittbewegung aus Figur 6 (Dao Nian Hou – Im Zurückgehen die Affen vertreiben).

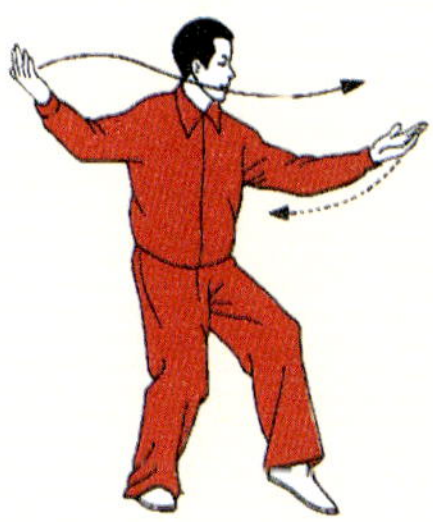

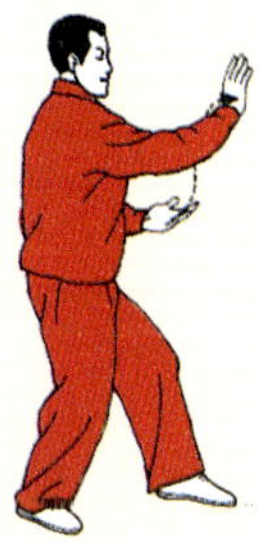

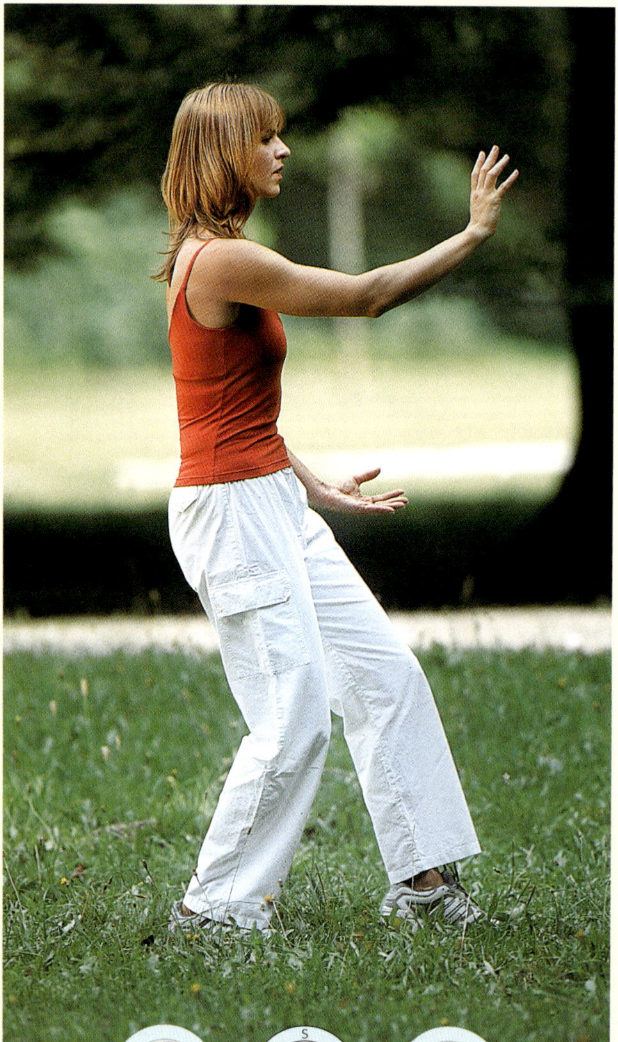

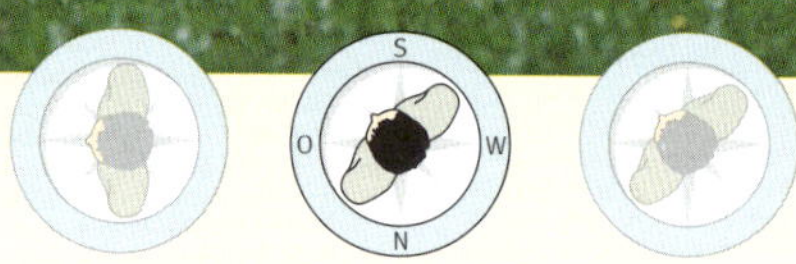

You Deng Jiao

Fersentritt rechts

You: rechts; Deng: etwas mit den Füßen betätigen; Jiao: Fuß

➤ Strecken Sie den linken Arm, indem Sie die linke Hand über das rechte Handgelenk führen. Handgelenk an Handgelenk zeigt die linke Handfläche nach oben, die rechte nach unten.

➤ Heben Sie gleichzeitig den linken Fuß. Trennen Sie die Hände, indem Sie sie zu den Seiten führen. Bei der Trennung der linken Hand von der rechten bewegt sich die linke Handfläche, wie die rechte, schräg nach außen.

➤ Machen Sie einen Bogenschritt nach links, wobei der linke Fuß mit den Zehenspitzen ca. 30 Grad nach außen zeigt.

➤ Führen Sie die Arme und Hände bei der Gewichtsverlagerung auf das vordere Bein in einer kreisförmigen Bewegung nach außen, unten, innen, oben, bis die Handgelenke sich vor der Brust wieder kreuzen. Die Hände sind eine Handlänge von der Brust entfernt, die rechte Hand ist außen, die linke innen, und die Handflächen weisen zum Körper.

- Verlagern Sie Ihr Gewicht ganz nach vorne und führen Sie gleichzeitig den rechten Fuß an den linken heran und setzen Sie ihn mit der Spitze kurz ab.
- Blick zur rechten Hand.
- Ziehen Sie die Hände auf Schulterhöhe auseinander, wobei die Handflächen nach außen zeigen.
- Der linke Arm wird in Verlängerung des Schultergürtels nach links, der rechte Arm 30 Grad zur Bewegungsrichtung nach rechts außen gestreckt. Synchron mit der Armbewegung heben Sie das rechte Bein, beugen es im Knie und strecken es parallel zum rechten Arm aus. Die Ferse des rechten Fußes wird nach vorne geschoben, die Zehen etwas Richtung Kopf gezogen.
- Blick zur rechten Hand.
- Rücken aufrecht halten.

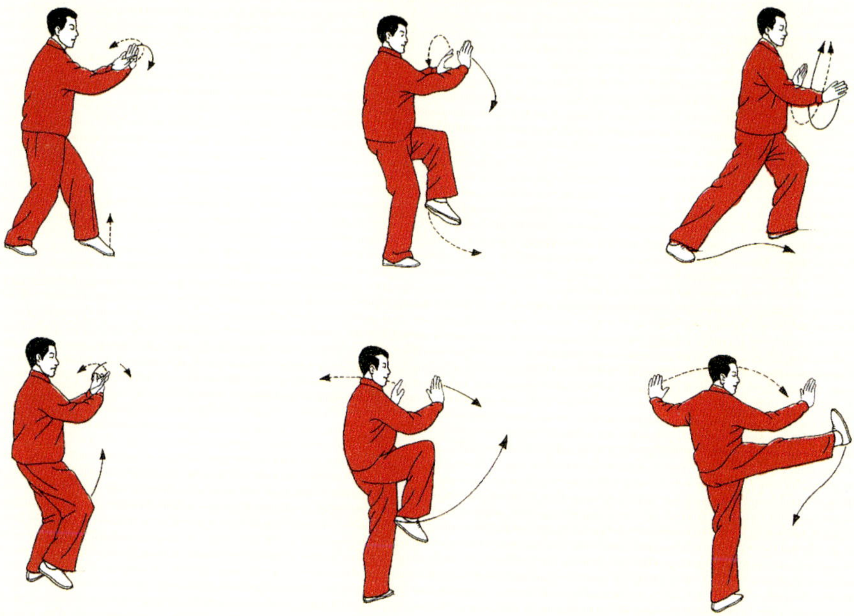

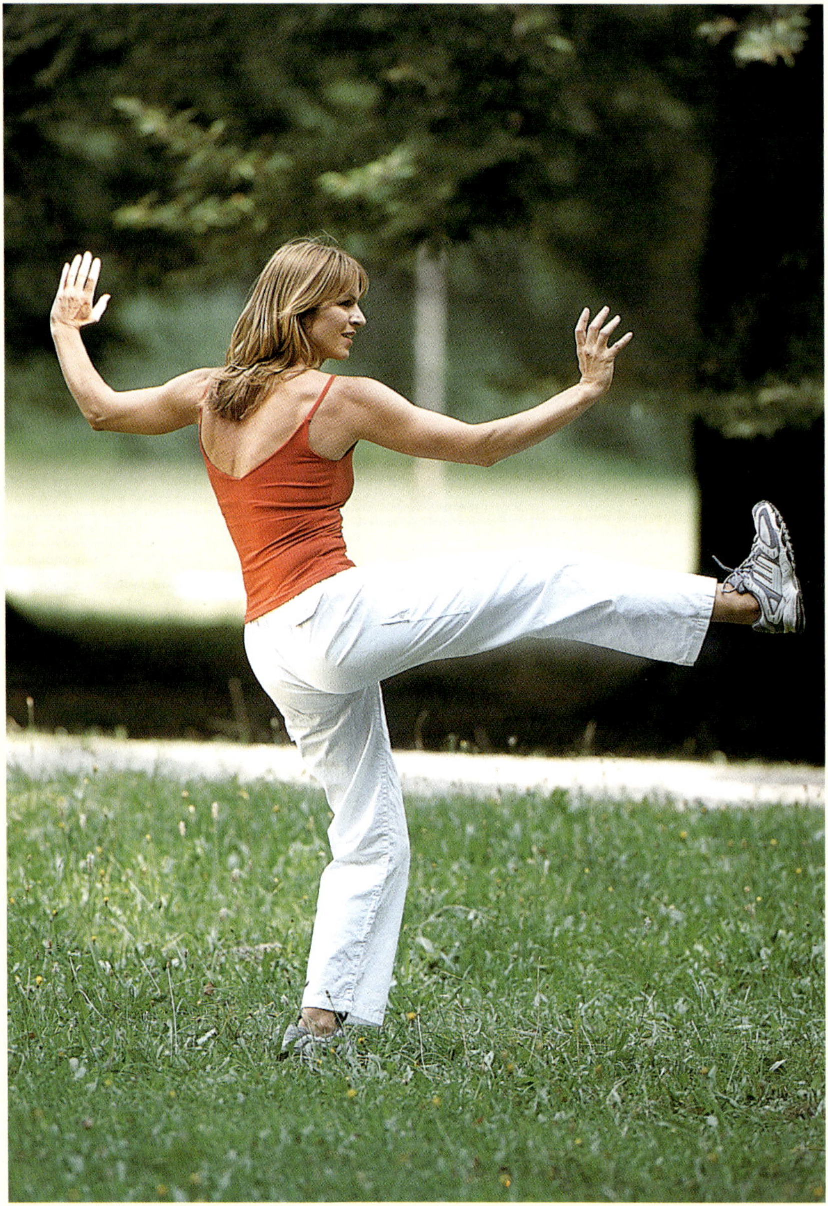

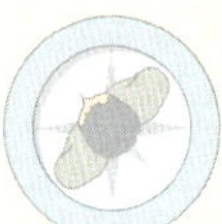

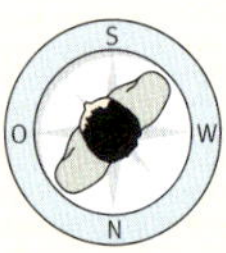
S
O
W
N

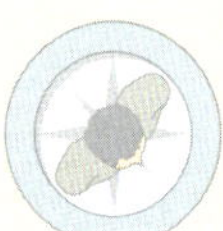

Shuang Feng Guang Er

Mit den Fausthöckern die Ohren treffen

Shuang: beide, Paar; Feng: Gipfel, Spitze, Höcker; Guan: (Guan Che) durchführen, verwirklichen, (Guan Chuan) sich durch etwas ziehen; Er: Ohren, an beiden Seiten befindlich

➤ Winkeln Sie Ihren rechten Unterschenkel an, sodass er locker nach unten hängt. Der rechte Fuß hängt nach unten, der Oberschenkel bleibt waagerecht auf Hüfthöhe, das Knie zeigt nach vorne. Gleichzeitig beide Hände mit den Handflächen nach oben drehen, die Ellbogen sinken lassen, und die Arme an den Körper heranführen, bis die Handflächen zum Körper zeigen.

➤ Bewegen Sie beide Hände parallel im Bogen nach unten, am Knie vorbei.

➤ Setzen Sie das rechte Bein in den Bogenschritt vorwärts, halten Sie Ihr Gewicht hinten und führen Sie beide Hände weiter mit einem auswärts gerichteten Bogen nach vorne oben.

➤ Ballen Sie die Hände zu Fäusten und während die Fäuste nach vorne geführt werden, verlagern Sie Ihr Gewicht auf das vordere Bein.
In der Endphase der Bewegung stehen sich die Fäuste mit den Zeigefingerknöcheln auf Augenhöhe gegenüber, der Abstand zueinander entspricht einer Kopfbreite. Die Handrücken zeigen Richtung Gesicht.

Worauf zu achten ist:
Führen Sie die Bewegung fließend und ohne Unterbrechung durch. Verlagern Sie Ihr Gewicht nicht zu früh auf das vordere Bein. Führen Sie die Arme bei dem bogenförmigen beidseitigen Faustschlag nicht nach hinten, sondern lediglich zur Seite und nach vorne oben.

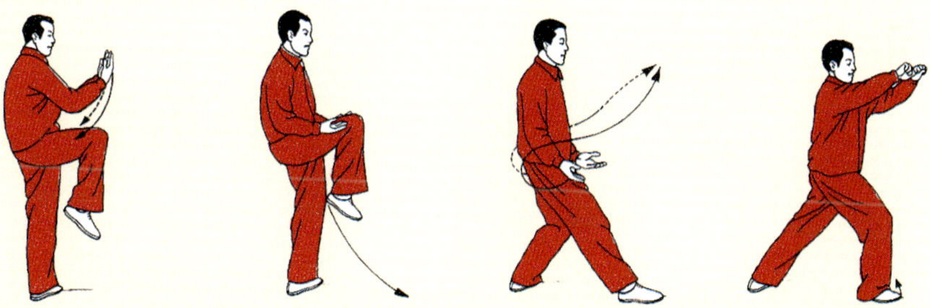

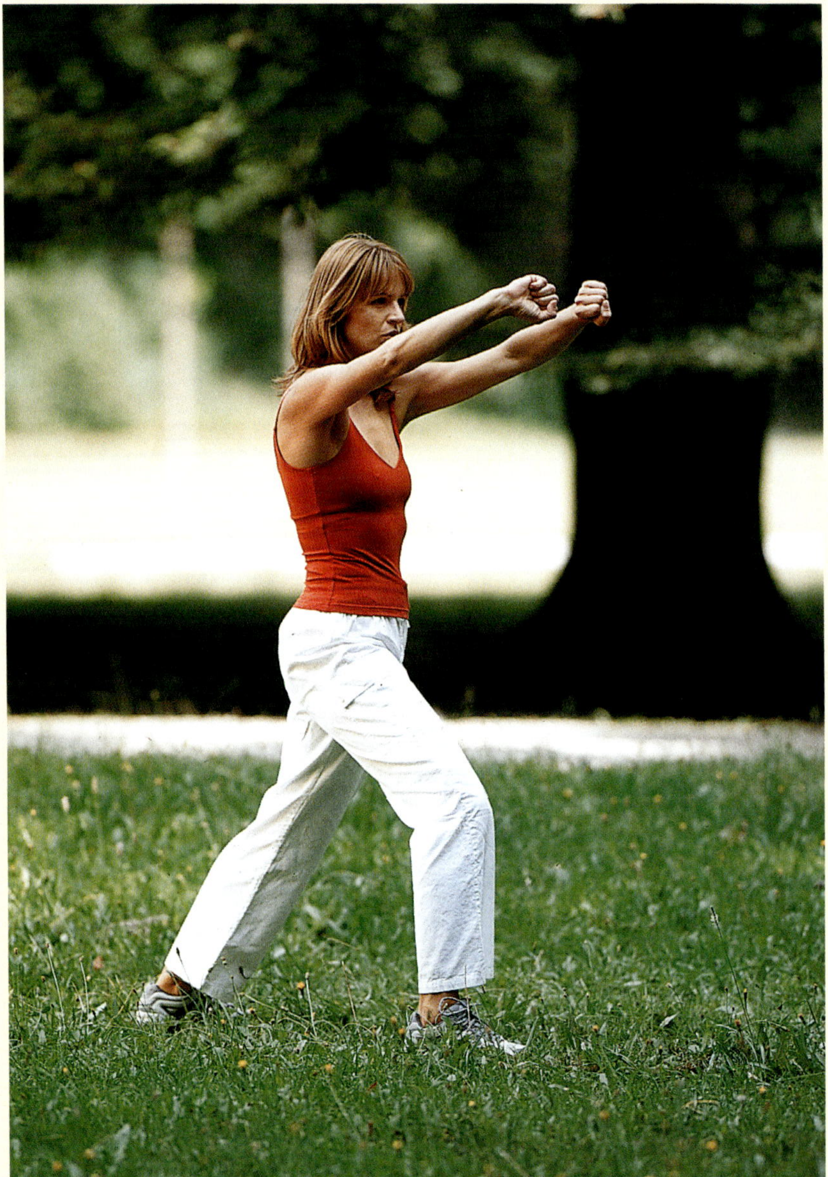

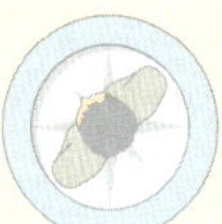

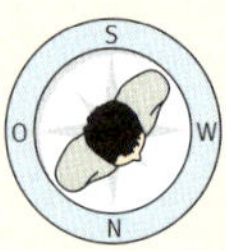
S
O
W
N

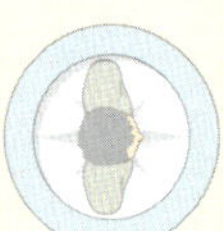

Zhuan Shen Zuo Deng Jiao

Drehen und Fersentritt links

Zhuan Shen: Umdrehen; Zuo: links; Deng: etwas mit den Füßen betätigen; Jiao: Fuß

➤ »Setzen« Sie sich zurück auf das linke Bein, drehen Sie Ihren Oberkörper um 90 Grad nach links. Drehen Sie den rechten Fuß ebenfalls um 90 Grad nach innen.

Halten Sie die Arme und die Fäuste während der Drehung in gleich bleibender Position. Ist die Drehung vollendet, verlagern Sie Ihr Gewicht auf das rechte Bein und entlasten das linke.

➤ Öffnen Sie die Fäuste und bewegen Sie die Hände im Bogen nach außen.
➤ Blick zur linken Hand.

Ab hier entspricht der Bewegungsablauf des Fersentritts nach links Figur 13, wobei die Seiten vertauscht werden.

Worauf zu achten ist:
Bei der Drehung nicht den Oberkörper zur Seite lehnen. Die Drehung und der anschließende Fersentritt gehen ohne Stopp ineinander über. Beim Fersentritt nach links ist die linke Hand, wenn sie die rechte auf Brusthöhe kreuzt, außen.

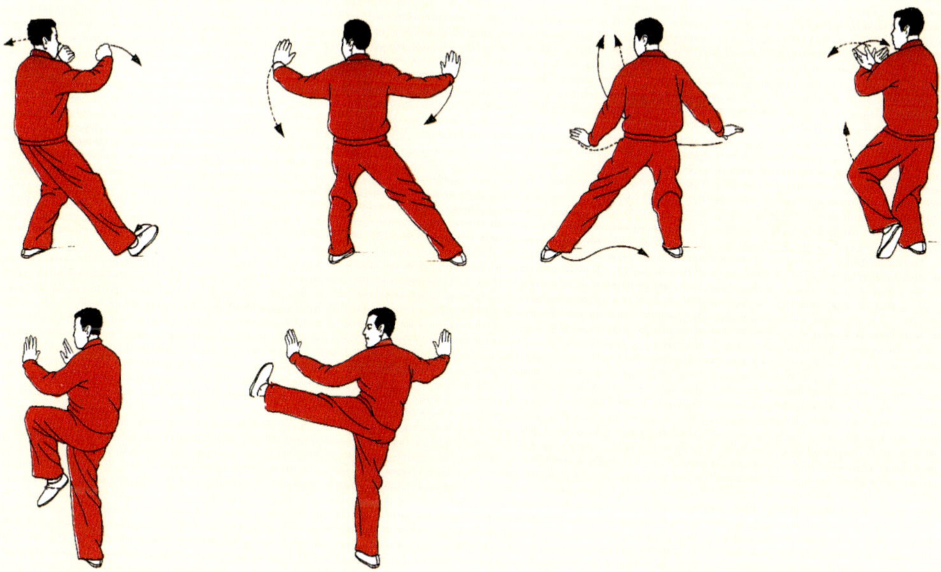

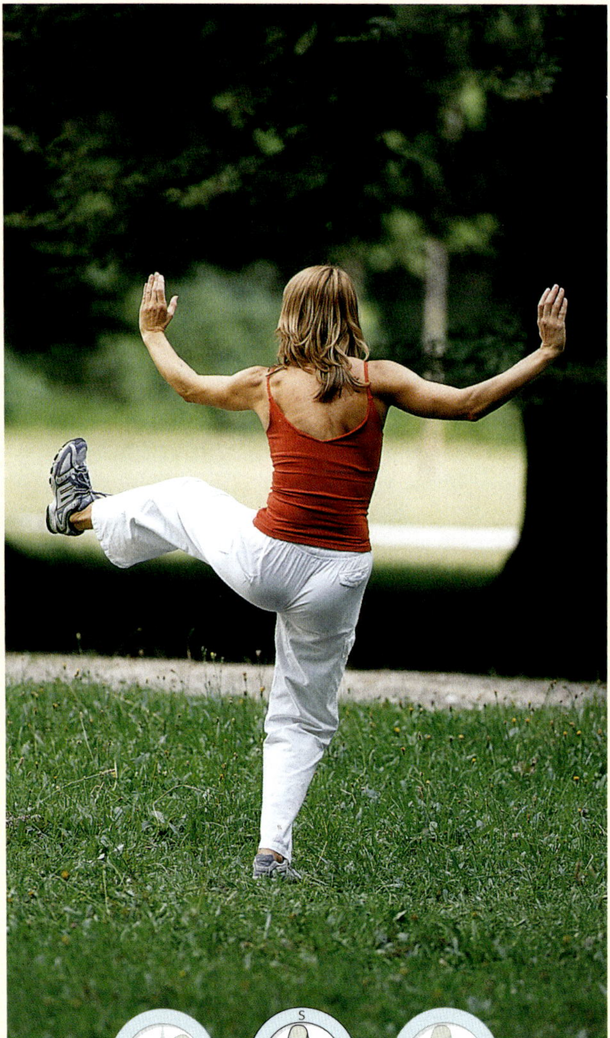

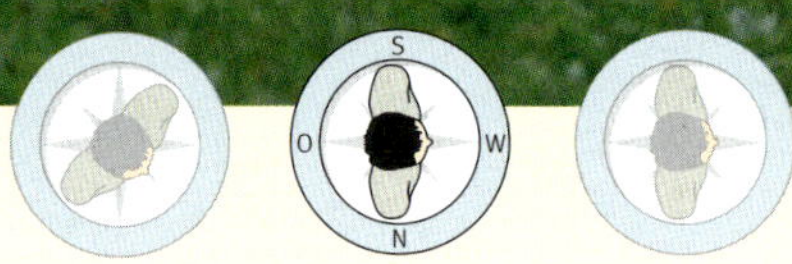

Zuo Xia Shi Du Li

Tiefe Stellung, links und auf einem Bein stehen

Zuo: links (You: rechts); Xia: unten, nach unten; Xia Shi: Schwerpunkt nach unten verlagern; Du: einzig, nur, bloß; Li: stehen

- Ziehen Sie den linken Fuß zurück und halten Sie den Oberschenkel waagerecht.
- Formen Sie mit der rechten Hand eine Hakenhand. Drehen Sie dabei den Oberkörper etwas nach rechts. Führen Sie die linke Hand zur rechten Schulter, Ellbogen hängend, Handfläche etwas nach innen zum Körper weisend.
- Blick zur rechten (Haken-)Hand.
- Beugen Sie nun das rechte Bein, auf dem Sie stehen. Gehen Sie auf diesem Bein langsam in die Hocke. Strecken Sie das linke Bein nach links zur Seite aus und lassen Sie den Fuß am Boden entlanggleiten.
- Führen Sie Ihren linken Arm bzw. die linke Hand an der Innenseite des linken Beines entlang Richtung Fuß. Drehen Sie hierbei den linken Fuß, bis die Spitze (fast) nach vorne in Bewegungsrichtung zeigt.
- Blick zur linken Hand.

Worauf zu achten ist:
Die linke Fußspitze und die rechte Ferse liegen auf einer Linie. Beide Füße stehen fest und mit der gesamten Sohle auf dem Boden. Den Oberkörper bei der Vorwärtsbewegung nicht zu stark nach vorne lehnen.

➤ Verlagern Sie Ihr Gewicht in einer gleichmäßigen Bewegung auf das linke Bein; der linke Fuß dreht mit der Spitze vollständig in Bewegungsrichtung.

Während sich das rechte Bein weiter streckt, drehen Sie den Oberkörper nach vorne und ziehen die Hakenhand, Handfläche nach hinten gerichtet, hinter dem rechten Bein nach vorne und im Bogen aufwärts in Bewegungsrichtung.

➤ Verlagern Sie Ihr Gewicht vollständig auf das linke Bein, ziehen Sie das rechte Bein nach vorne oben.

Wenn Sie das rechte Bein nach vorne heben und anwinkeln, lassen Sie gleichzeitig den rechten Ellbogen sinken und öffnen die rechte Hand. Die Handfläche zeigt nach links, die Handkante nach vorne, die Fingerspitzen nach oben.
Synchron mit dieser Aufwärtsbewegung lassen Sie die linke Hand zur Seite bis auf Hüfthöhe sinken, die Handfläche zum Boden und die Fingerspitzen nach vorne weisend.

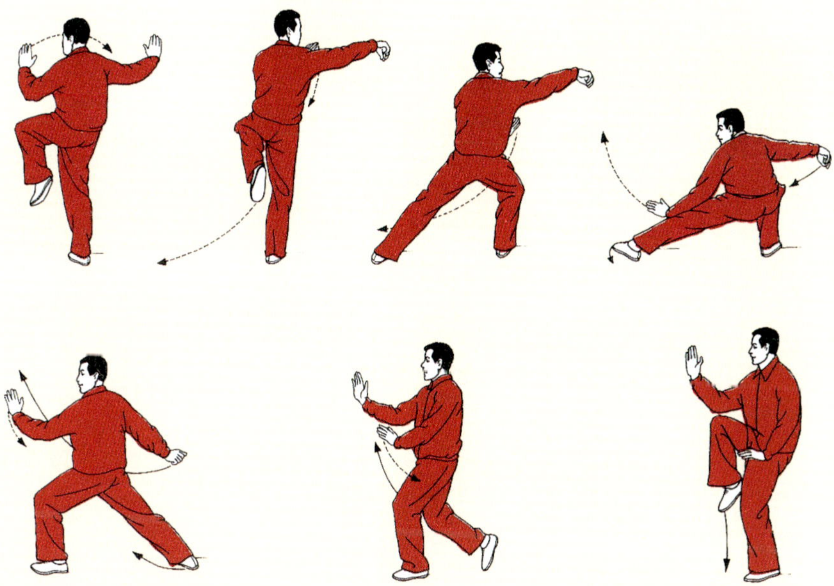

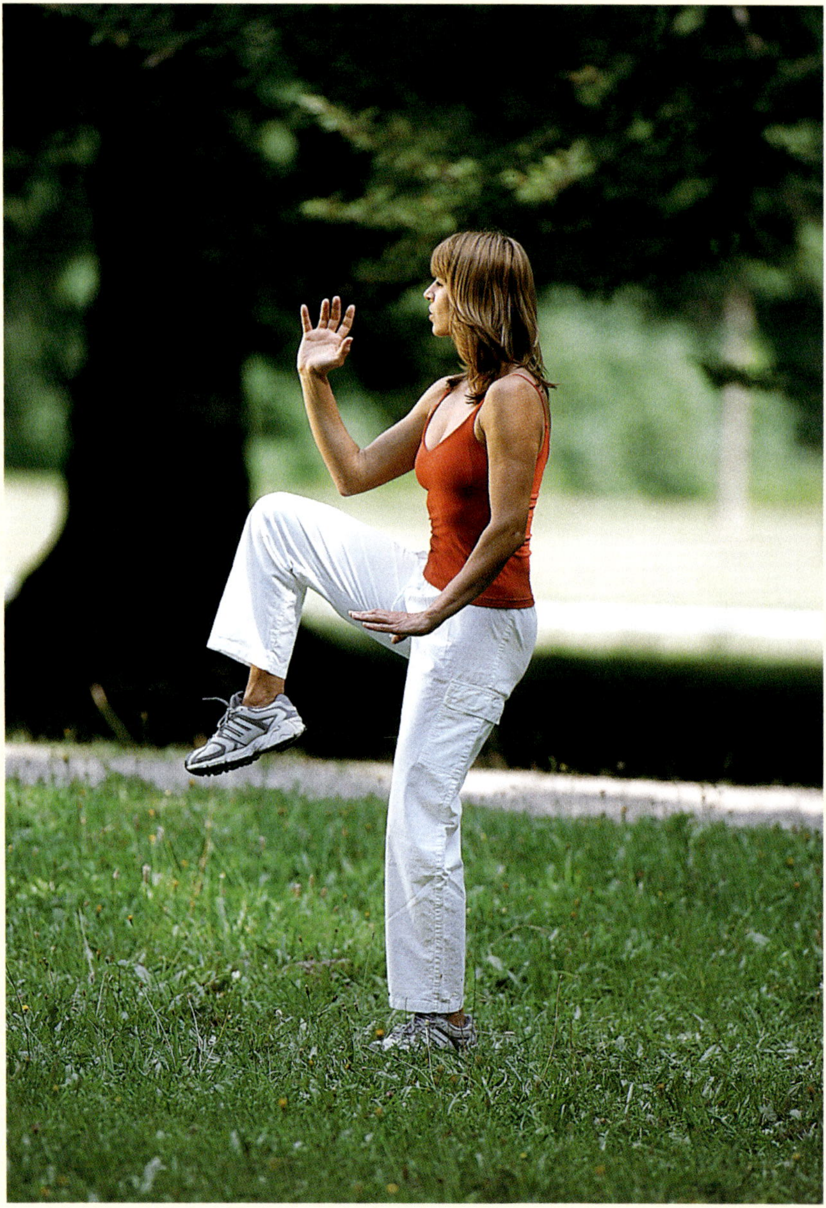

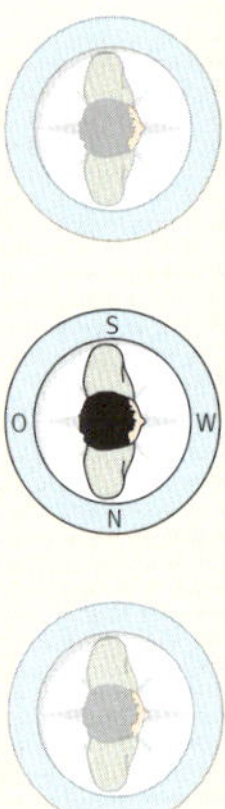
S
O
W
N

You Xia Shi Du Li

Tiefe Stellung, rechts und auf einem Bein stehen

➤ Setzen Sie Ihren rechten Fuß mit dem Ballen vor dem linken Fuß ab, Gewicht bleibt rechts.
➤ Formen Sie die linke Hand zur Hakenhand, führen Sie die rechte Hand zur linken Schulter. Synchron zur Bewegung der rechten Hand, drehen Sie den Oberkörper nach links; der gesamte Körper wird um 90 Grad nach links gedreht, wobei die Drehung der Beine bzw. Füße auf den Ballen erfolgt. Dazu wird die linke Ferse kurz angehoben und nach vollendeter Drehung wieder abgesetzt.
➤ Blick zur linken (Haken-)Hand.
➤ Führen Sie die Bewegung fort wie in Figur 16 beschrieben, wobei lediglich die Seiten vertauscht werden.

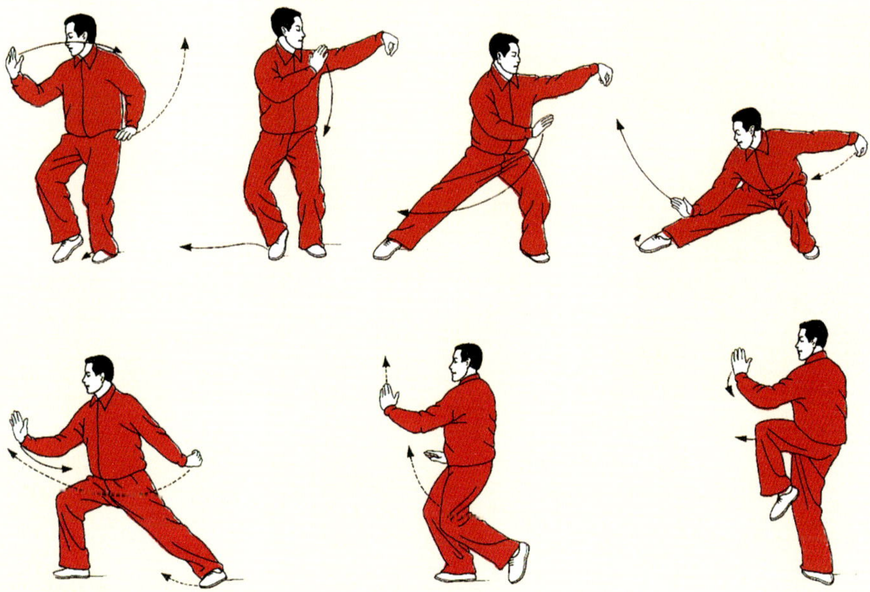

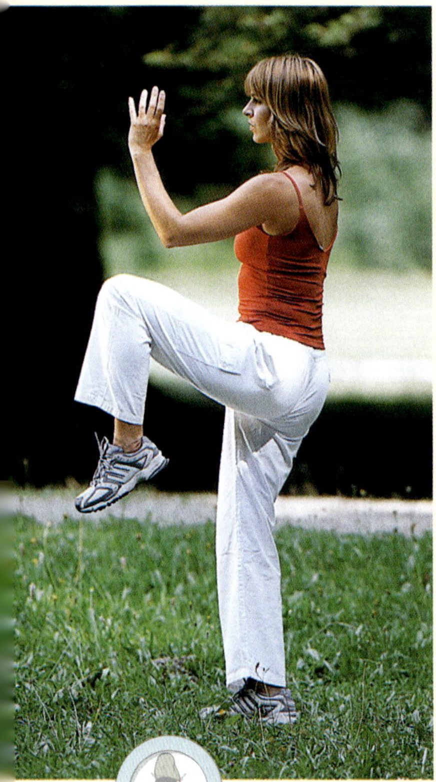

Chuan Suo

Hin und her pendeln

Suo: Weberschiffchen; Chuan Suo: hin und her pendeln

1. Hin und her pendeln, rechts

➤ Setzen Sie Ihren linken Fuß im 45-Grad-Winkel im Bogenschritt nach vorne. Führen Sie Ihre Hände in die Ballhaltepostion vor die linke Seite Ihres Oberkörpers: linke Hand oben, rechte unten, Oberkörper leicht nach links gedreht.

➤ Verlagern Sie Ihr Gewicht auf das linke Bein, ziehen Sie den rechten Fuß an den linken heran, setzen Sie ihn dann nur kurz auf den Zehenspitzen ab.

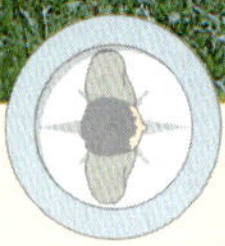

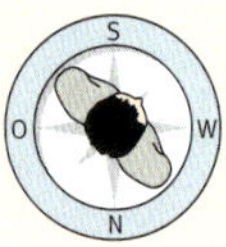

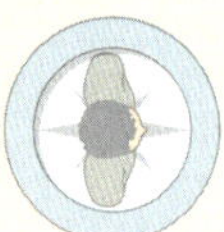

➤ Blick zum linken Unterarm

➤ Mit einer leichten Drehung des Oberkörpers nach rechts vollenden Sie einen Bogenschritt nach vorne, wobei der rechte Fuß ca. 30 Grad zur Bewegungsrichtung nach außen gedreht wird.

Synchron mit dem Bogenschritt und der Gewichtsverlagerung nach vorne bewegen Sie Ihre rechte Hand bzw. den rechten Unterarm bogenförmig nach oben, drehen die Handfläche nach außen und positionieren die Hand rechts, etwas seitlich der Stirn, Handrücken zum Kopf gewandt. Während dieser Aufwärtsbewegung stoßen Sie die linke Hand auf Höhe der linken Brust nach vorne oben bis in Augenhöhe.

➤ Blick zur linken Hand.

2. Hin und her pendeln, links

➤ Verlagern Sie Ihr Gewicht nach hinten auf Ihr linkes Bein und drehen Sie den rechten Fuß etwas nach außen.

➤ Verlagern Sie Ihr Gewicht wieder auf das rechte Bein, ziehen Sie den linken Fuß an den rechten heran. Setzen Sie wie zuvor kurz die Fußspitze ab.

Synchron mit der Gewichtsverlagerung auf das rechte Bein, formen Ihre Arme die Ballhalteposition vor der rechten Seite Ihres Oberkörpers: rechte Hand oben, linke unten.

➤ Blick zum rechten Unterarm.

➤ Setzen Sie die Bewegung nun (seitenverkehrt) fort wie in Teil 1 der Figur beschrieben.

Worauf zu achten ist:

Beim Heben der Hand bzw. des Unterarms sollte die Schulter locker bleiben. Der entsprechende Ellbogen wird unten gehalten. Achten Sie darauf, dass beim Vorstoßen der Hand die jeweilige Schulter nicht nach vorne geschoben wird. Bei der Vorwärtsbewegung den Oberkörper nicht nach vorne lehnen.

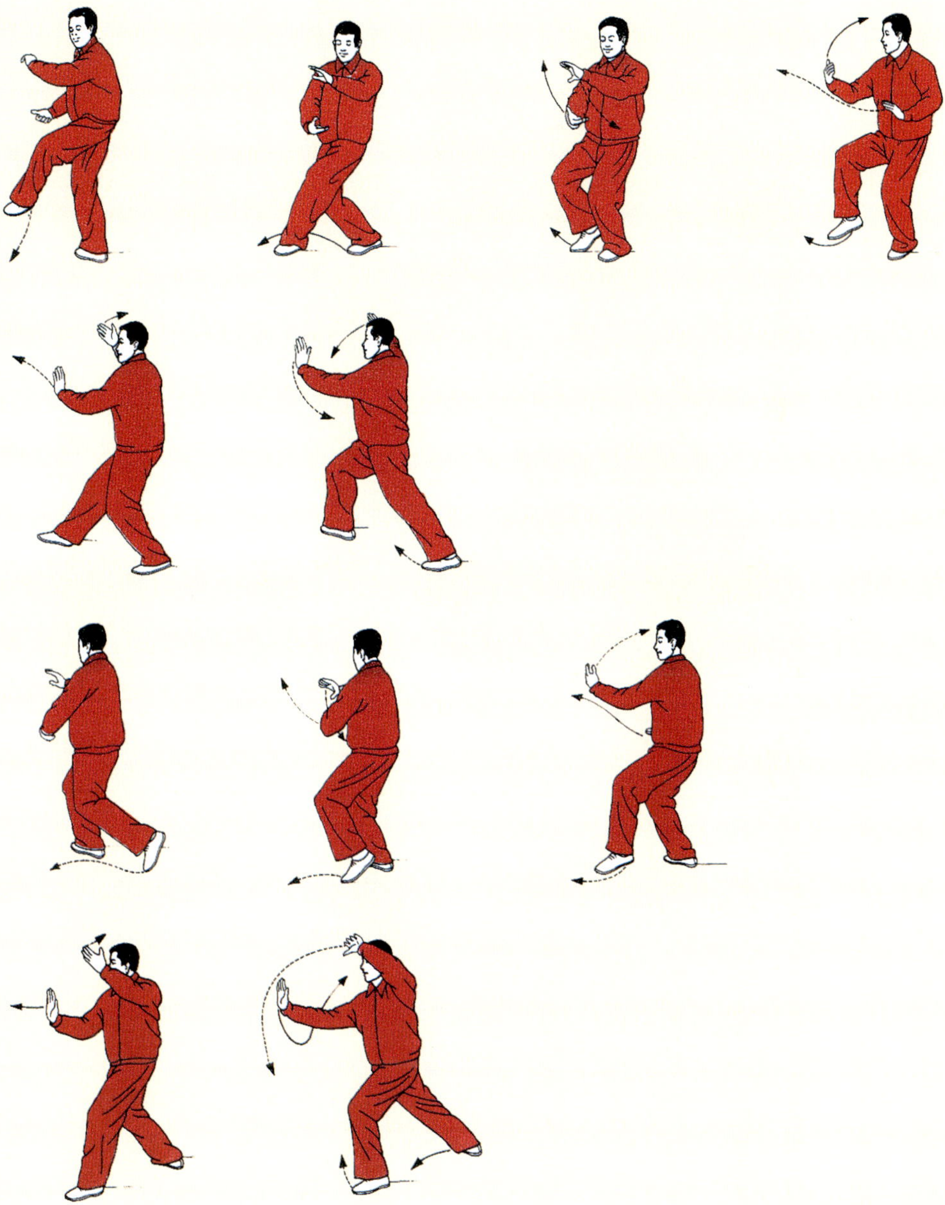

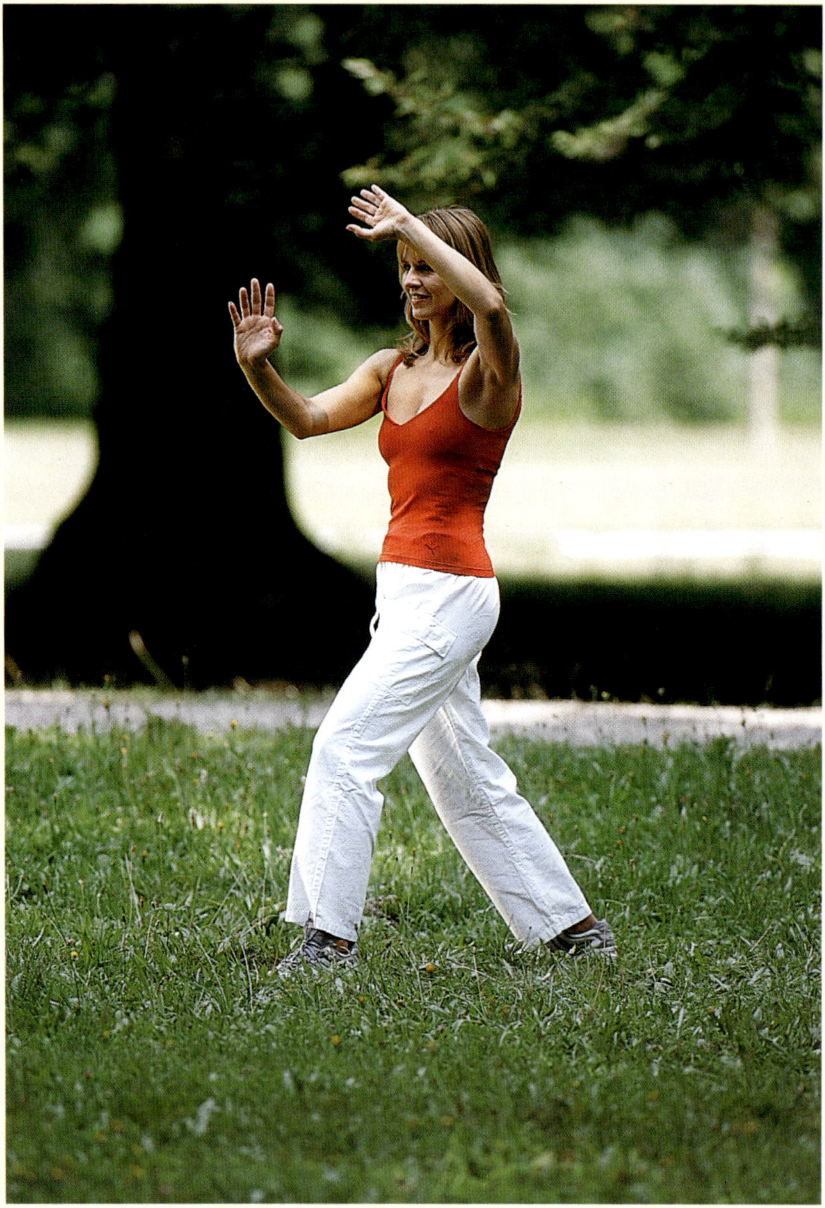

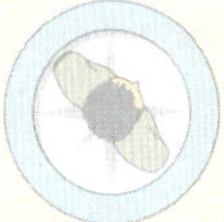

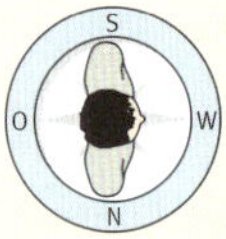
S
O
W
N

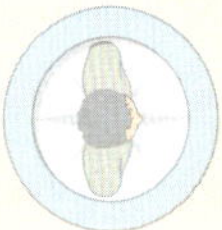

Hai Di Zhen

Die Nadel in den Meeresboden stechen

Hai: Meer; Di: Boden, Untergrund; Zhen: Nadel, Injektion. Gemeint könnte hier eine Bewegung hin zum Hui Yin, einem Akupunkturpunkt im Dammbereich (zwischen Anus und Geschlechtsorgan) sein.

➤ Setzen Sie Ihren rechten Fuß um eine halbe Schrittlänge nach vorne, Richtung linken Fuß und verlagern Sie Ihr Gewicht auf das rechte Bein.
➤ Drehen Sie gleichzeitig Ihren Oberkörper etwas nach rechts. Führen Sie beide Hände in einem Bogen nach unten.
➤ Die rechte Hand setzt den Bogen nach oben fort und wird neben das rechte Ohr geführt, die Handfläche zeigt nach links, die Fingerspitzen nach schräg unten. Die linke Hand bewegt sich nach unten bis auf Hüfthöhe, Handfläche zum Boden und Fingerspitzen nach vorne weisend. Synchron zu dieser Bewegung führen Sie die rechte Hand mit den Fingerspitzen zum Boden gerichtet nach vorne unten, heben Ihren linken Fuß kurz an und setzen ihn leer mit dem Ballen um ungefähr eine halbe Fußlänge nach vorne. Lehnen Sie Ihren Oberkörper leicht (nicht zu viel) nach vorne.
➤ Blick in Richtung Boden.

In der Endphase der Bewegung steht die linke Hand auf Höhe des linken Knies und der rechte Arm weist diagonal nach unten Richtung Boden.

Worauf zu achten ist:
Ihr Oberkörper dreht sich gleichmäßig zuerst etwas nach rechts, dann nach links. Bei der Bewegung nach vorne unten den Kopf nicht nach vorne beugen und den Oberkörper bzw. die Wirbelsäule nicht krümmen. Das linke Bein bleibt unbelastet (!) und leicht gebeugt. Das rechte Bein wird bei der Abwärtsbewegung etwas stärker gebeugt.

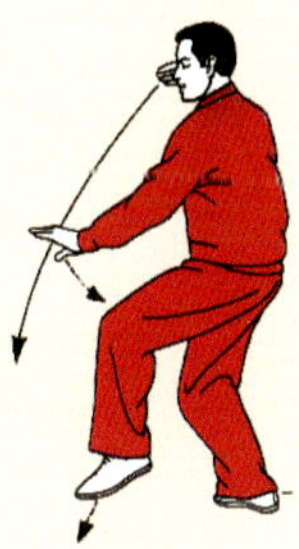

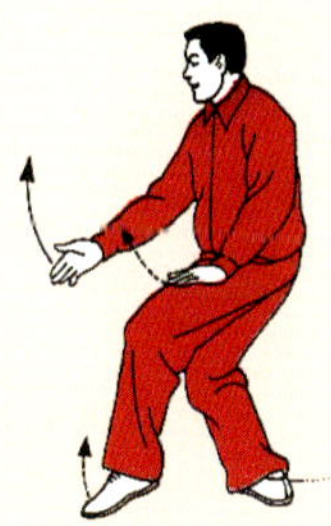

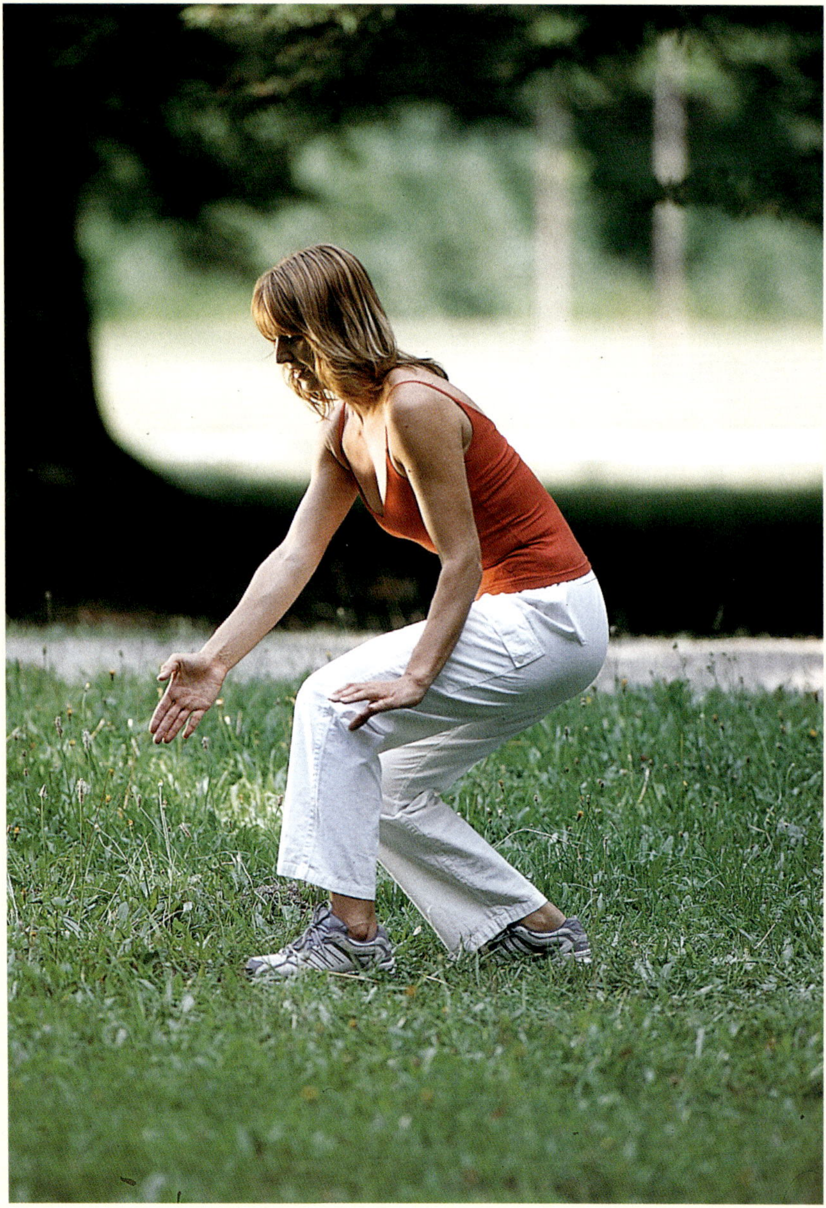

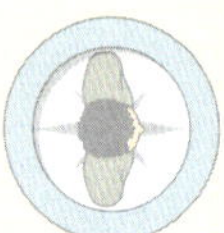

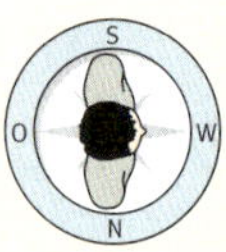
S
O
W
N

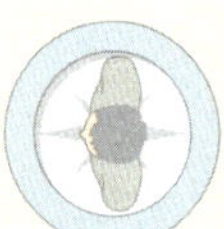

Shan Tong Bei

Hände und Rücken fächerförmig

Shan: Fächer; Tong: durchgehend, in Verbindung stehend; Bei: Rücken
Die Arme entfalten sich wie ein Fächer und stehen über den Rücken miteinander in Verbindung (wie auch die Lamellen eines Fächers durch das Gelenk verbunden sind).

➤ Richten Sie Ihren Oberkörper wieder auf und führen Sie die Arme gleichzeitig mit nach oben. Drehen Se Ihren Oberkörper etwas nach rechts. Heben Sie den linken Fuß etwas an und gehen Sie in einen Bogenschritt nach vorne über.

Worauf zu achten ist:
Bei der Aufwärtsbewegung der Hände steht die linke Hand etwas unterhalb des rechten Handgelenks.

➤ Heben und führen Sie Ihre rechte Hand während des Bogenschrittes weiter zur rechten Schläfe und drehen Sie die Handfläche nach außen, der rechte Daumen zeigt nach unten. Gleichzeitig führen Sie die linke Hand auf Nasenhöhe (Mittelfingerspitze in gerader Linie zur Nasenspitze) und stoßen sie, Handfläche nach vorne gerichtet, vorwärts.

Worauf zu achten ist:
Ihr Oberkörper zeigt ungefähr 45 Grad nach rechts. Der Querabstand der Fersen ist etwas geringer als bei den üblichen Bogenschritten.

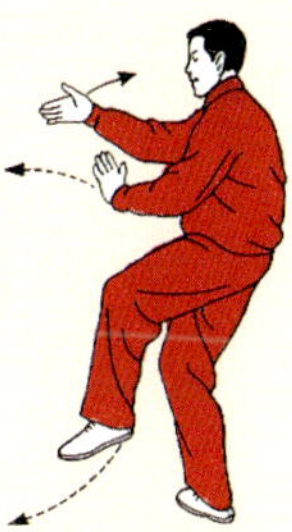

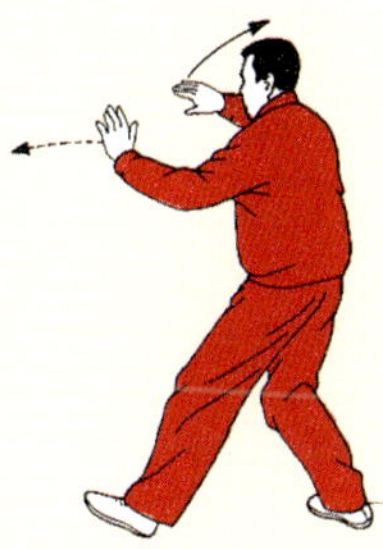

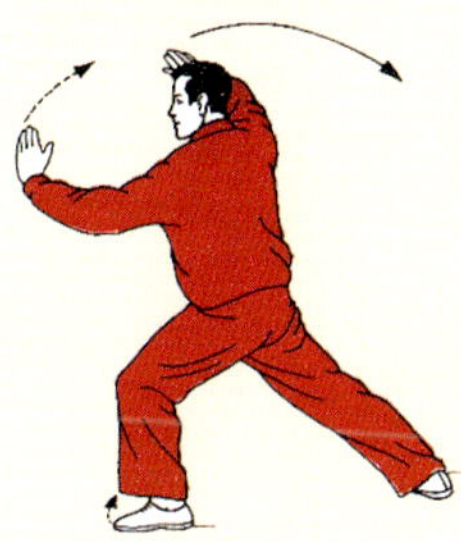

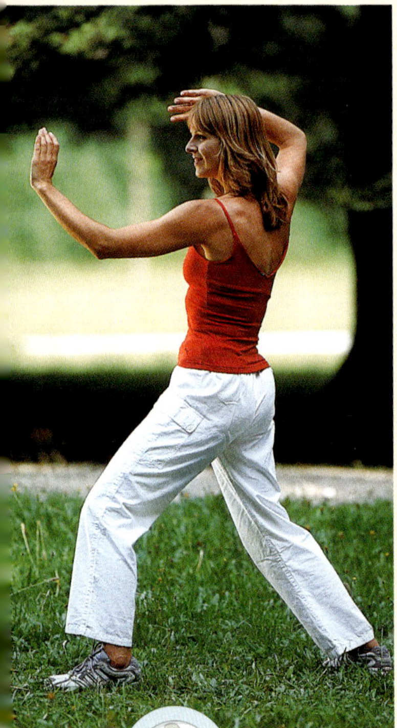

Zhuan Shen Ban Lan Chui

Umdrehen und gerader Fauststoß

Zhuan Shen: umdrehen; Ban: ableiten, umlenken; Lan: aufhalten, abhalten; Chui: Faust, mit der Faust gegen etwas schlagen. Ban Lan Chui: feststehender Begriff für Faustschläge dieser Art.

➤ Verlagern Sie Ihr Gewicht auf das hintere Bein. Drehen Sie gleichzeitig Ihren Oberkörper nach rechts und den linken Fuß um ca. 120 Grad nach innen.
Führen Sie Ihre Arme in dieser Bewegung mit.

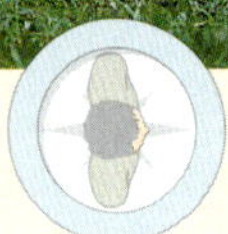

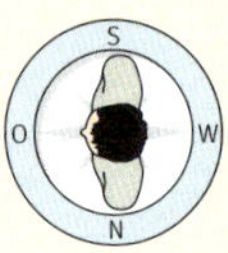

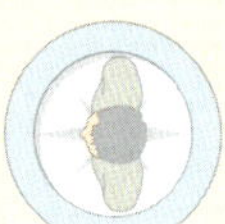

Hinweis:
Die Drehung wird um 180 Grad zur anderen Seite erfolgen, deshalb sollten Sie sehr genau auf die Positionierung der Füße und der Drehung des Oberkörpers achten. Die Bewegung erfolgt fließend und ohne Unterbrechung zur gegenüberliegenden Seite.

➤ Verlagern Sie Ihr Gewicht auf das linke Bein, führen Sie den rechten Arm im Bogen nach rechts unten, während in der Drehung die linke Hand nach oben, Richtung linke Schläfe geführt wird.
➤ Die linke Handfläche zeigt nach außen.
➤ Die rechte Hand setzt die Bewegung fort, wird zur Faust geballt und vor den linken unteren Brustkorb gebracht; der rechte Handrücken zeigt nach oben, die Faust steht eine Handbreit vor dem Körper.
➤ Ziehen Sie nun, die Drehung hält weiterhin an, den rechten Fuß an den linken heran, ohne den Boden zu berühren. Der rechte Fuß beschreibt eine kreisförmige Bewegung.
➤ Blick nach rechts.
➤ Vollenden Sie die Bewegung, indem Sie den Oberkörper weiter drehen, die rechte Faust mit dem Handrücken voran bogenförmig nach oben und vorne führen (so als wollten Sie mit dem Faustrücken von oben herab schlagen).
➤ Senken Sie Ihre linke Hand auf Hüfthöhe: Handfläche nach unten, Fingerspitzen nach vorne.
➤ Setzen Sie beim Vollenden der Drehung den rechten Fuß mit nach außen gerichteten Zehen einen Schritt nach vorne.
➤ Blick zur rechten Faust.
➤ Verlagern Sie Ihr Gewicht ganz auf das rechte Bein und setzen Sie die Bewegung fort, indem Sie mit dem linken Bein einen Bogenschritt nach vorne machen, das Gewicht bleibt vorerst auf dem hinteren Bein (Xubu).
➤ Drehen Sie bei diesem Schritt Ihren Oberkörper etwas nach rechts und führen Sie die rechte Faust, Handrücken nach unten, zur rechten Taille.
➤ Gleichzeitig bewegen Sie die linke Hand im Bogen nach vorne oben bis auf Brusthöhe, die Handfläche nach schräg vorne zeigend.
➤ Blick zur linken Hand.
➤ Setzen Sie die Bewegung fort, indem Sie die rechte Faust von der Taille aufwärts

nach vorne bis auf Brusthöhe stoßen (Handrücken zeigt nach rechts) und Ihr Gewicht auf das vordere Bein verlagern. Die linke Hand wird währenddessen etwas zurückgezogen, bis die Handfläche zum rechten Ellbogen zeigt, Fingerspitzen nach oben weisend.

➤ Blick zur rechten Faust.

Worauf zu achten ist:
Halten Sie Ihre Ellbogen stets unten. Die gesamte Bewegung muss in Ihrer Komplexität als eine Einheit betrachtet werden: Es gibt keine Stopps, die Drehung und der folgende Schritt in Einheit mit der Arm- und Handführung erfolgen fließend und synchron.

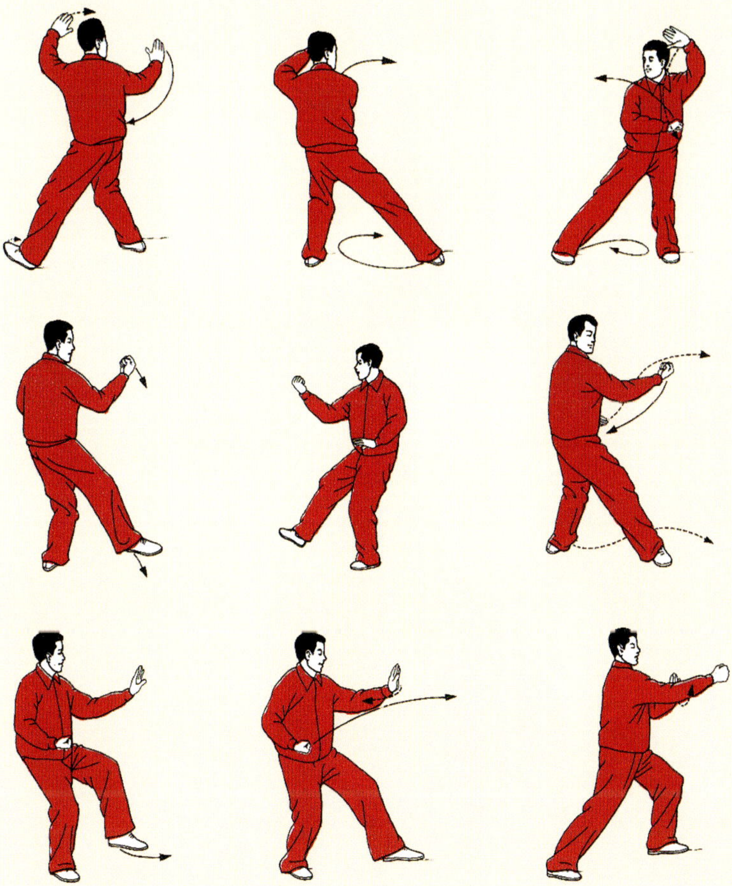

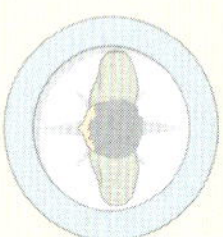

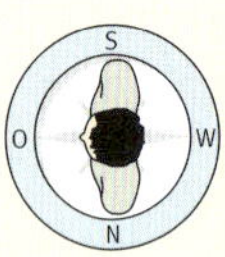
S
O
W
N

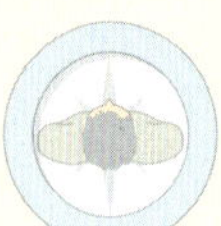

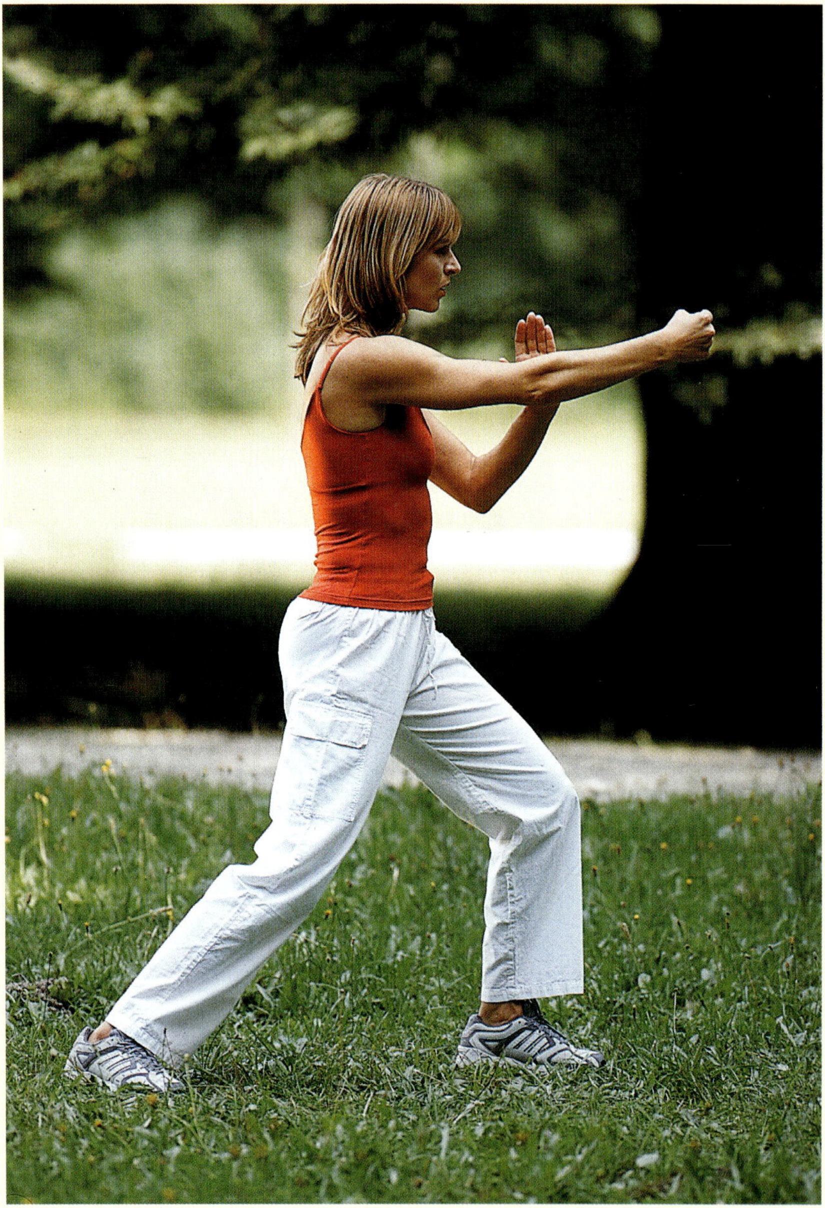

Ru Feng S(h)i Bi

Als ob man sich verschanzt

Ru: als ob; Si, Shi: so wie, ähnlich;
Feng und Bi: schließen
Das Bild der Bewegung entspricht dem Rückzug in eine Burg oder Festung.

➤ Führen Sie die linke Handfläche mit einer kleinen Drehung unter den rechten Ellbogen, während die rechte Faust sich öffnet.
➤ Führen Sie die Hände auseinander, drehen Sie Ihre Handflächen nach oben, verlagern Sie Ihr Gewicht auf das hintere Bein und heben Sie die vordere Fußspitze an.
➤ Blick nach vorne.
➤ Lassen Sie Ihre Ellbogen sinken und führen Sie Ihre Hände zum Körper. Ihre Handflächen zeigen zum jeweiligen Schultergelenk.
➤ Lassen Sie die Hände bis auf Bauchhöhe sinken, wobei sie sich während des Sinkens mit den Handflächen nach unten drehen.
➤ Stoßen Sie in einer Aufwärtskurve beide Hände mit den Handflächen nach vorne und verlagern Sie Ihr Gewicht auf das linke Bein.
➤ Blick durch die Hände nach vorne.

Worauf zu achten ist:
Beim Verlagern des Gewichts auf das hintere Bein sollten Sie den Oberkörper nicht nach hinten lehnen. Führen Sie bei der Vorwärtsbewegung Ihre Ellbogen nicht zu weit nach hinten, eher etwas nach außen. Die Bewegungen der Arme sind rund, nicht geradlinig. Die Schultern bleiben dabei locker.

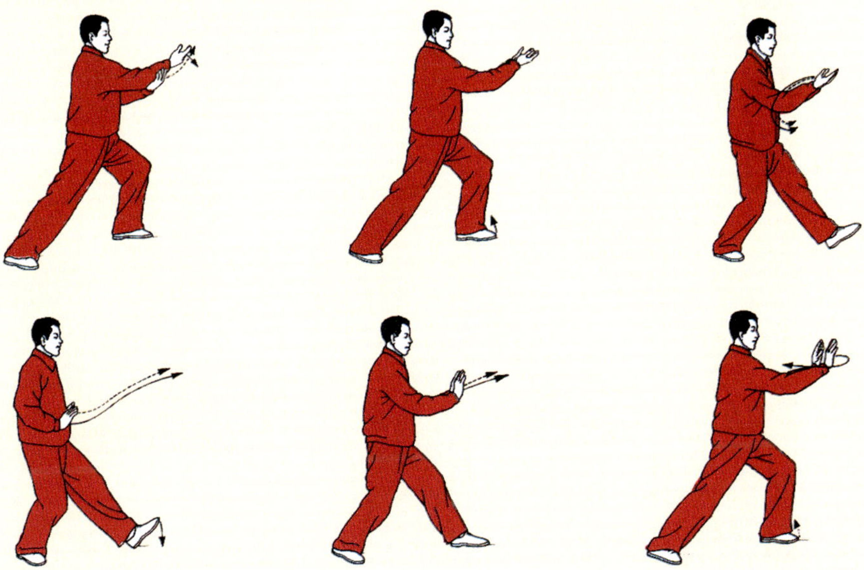

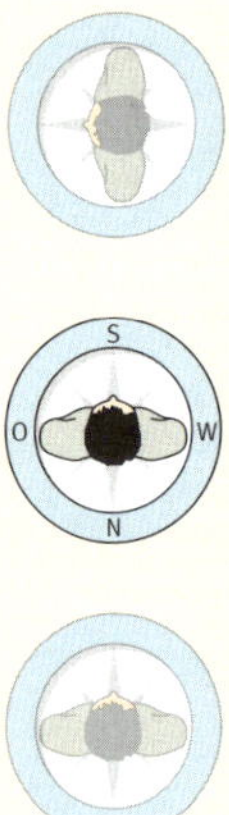
S
O
W
N

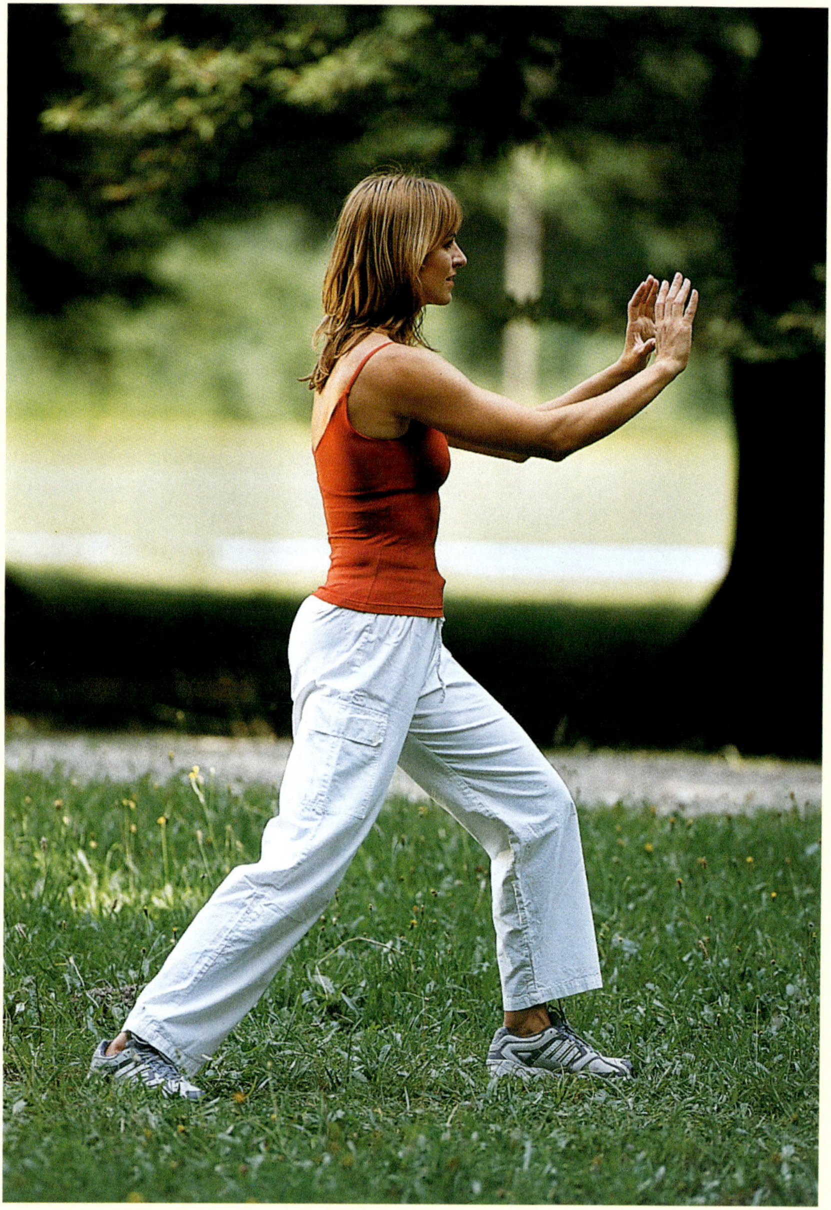

Shi Zi Shou

Die Hände bilden ein Kreuz

Shi Zi: Kreuz; Shou: Hände

➤ Verlagern Sie Ihr Gewicht nach hinten auf das rechte Bein, ziehen Sie die Zehenspitzen des linken Fußes nach oben.
➤ Drehen Sie Ihren Oberkörper und den rechten Fuß etwas weiter als 90 Grad nach rechts und Ihren linken Fuß auf der Ferse um 90 Grad nach innen.

Worauf zu achten ist:
Rechtes Knie und rechte Fußspitzen zeigen in eine Richtung. Knie nicht über die Fußspitze hinaus nach vorne schieben.

➤ Während sich der Oberkörper nach rechts wendet, werden die Hände auf Schulterhöhe auseinander geführt; der rechte Arm bewegt sich nach rechts.
➤ Blick zur rechten Hand.
➤ Die Hände setzen die Bewegung bogenförmig nach unten fort.
➤ Verlagern Sie Ihr Gewicht auf das linke Bein, drehen Sie den rechten Fuß auf der Ferse etwas nach innen, bis er sich parallel zum linken Fuß verhält. Ziehen Sie nun den rechten Fuß auf Schulterbreite zum linken Fuß heran, verlagern Sie Ihr Gewicht in die Mitte und strecken Sie Ihre Beine langsam und allmählich.

Synchron zu dieser Bewegung führen Sie Ihre Hände vor dem Körper nach oben, bis die Handgelenke sich auf Brusthöhe kreuzen. Die rechte Hand liegt außen, die linke innen.

Worauf zu achten ist:
Die rechte Hand und das rechte Bein, das herangesetzt wird, bewegen sich synchron. Beim Kreuzen der Hände stehen die Hände ungefähr eine Handlänge vom Körper entfernt vor der Brust. Ellbogen und Schultern entspannt unten halten, die Handflächen zeigen zum Körper.

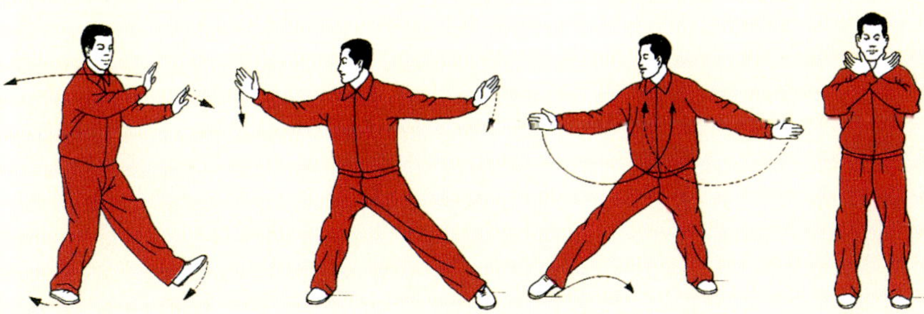

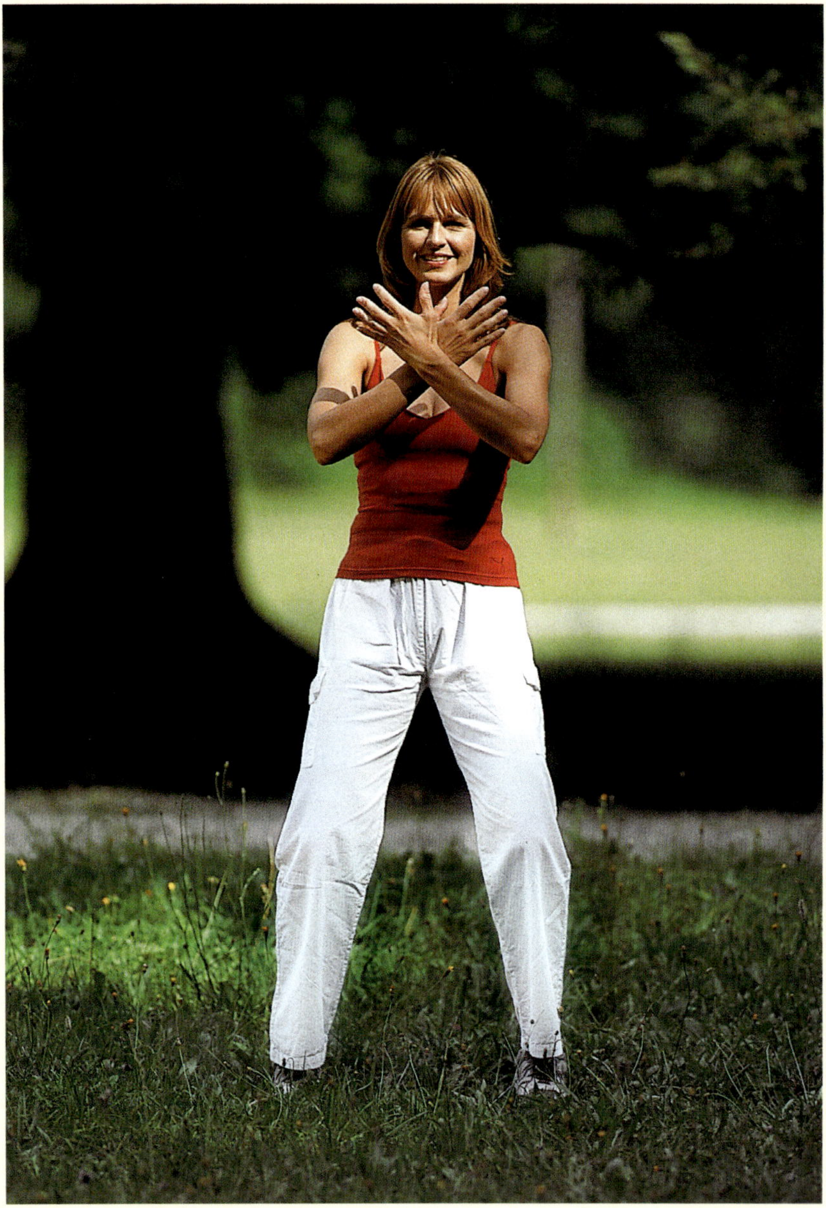

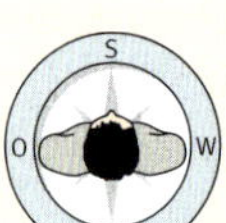
S
O
W
N

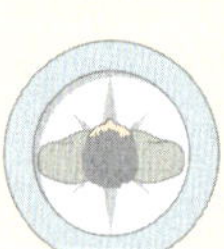

Shou Shi (He Tai Ji)

Schließen

Shou: Hand, Hände; Shi: Form, Position, Körperhaltung; He: schließen, zumachen, zusammenführen

➤ Trennen Sie die Hände, indem Sie die Handflächen nach vorne drehen, die linke Hand über die rechte streifen, und anschließend beide Hände bis auf Hüfthöhe sinken lassen.
➤ Blick geradeaus.
➤ Setzen Sie den linken Fuß an den rechten heran, entspannen Sie Arme und Hände und lassen Sie die Handflächen langsam zur Beinaußenseite sinken. Strecken Sie Ihren ganzen Körper.
➤ Die Form schließt, wie sie begonnen hat. Verweilen Sie für einige Momente in dieser Haltung, atmen Sie einige Male entspannt ein und aus und lösen Sie sich erst allmählich aus Ihrer Haltung.

Versuchen Sie die angenehme Entspannung, die nach Durchführung der Form einsetzt, noch etwas zu genießen und erst dann wieder Ihren alltäglichen Verrichtungen nachzugehen.

»Denn Ziererei erscheint, wie Sie wissen, wenn sich die Seele in irgendeinem anderen Punkte befindet, als in dem Schwerpunkt der Bewegung.«

Heinrich von Kleist (1777–1811), über das Marionettentheater

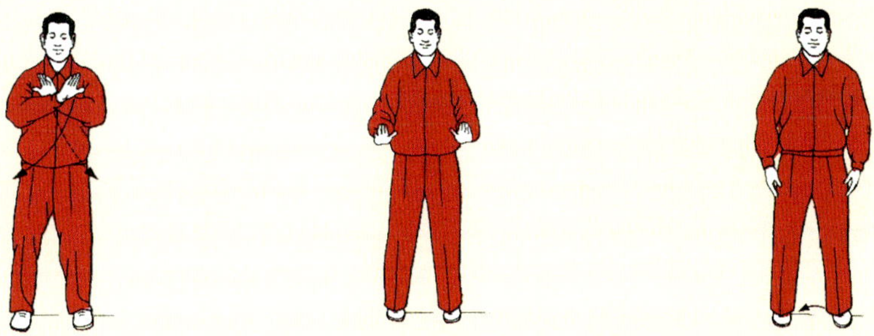

Schematischer Ablauf der 24-Bilder-Form

Mit der abgebildeten Grafik können Sie kontrollieren, wie bei den einzelnen Positionen der Form die Ausrichtung Ihres Körpers und Ihrer Füße ist.

Legende:

- **Linker Fuß**
- **Rechter Fuß**
- **Linker Vorderfuß**
- **Linke Ferse**
- **Bewegungsrichtung**

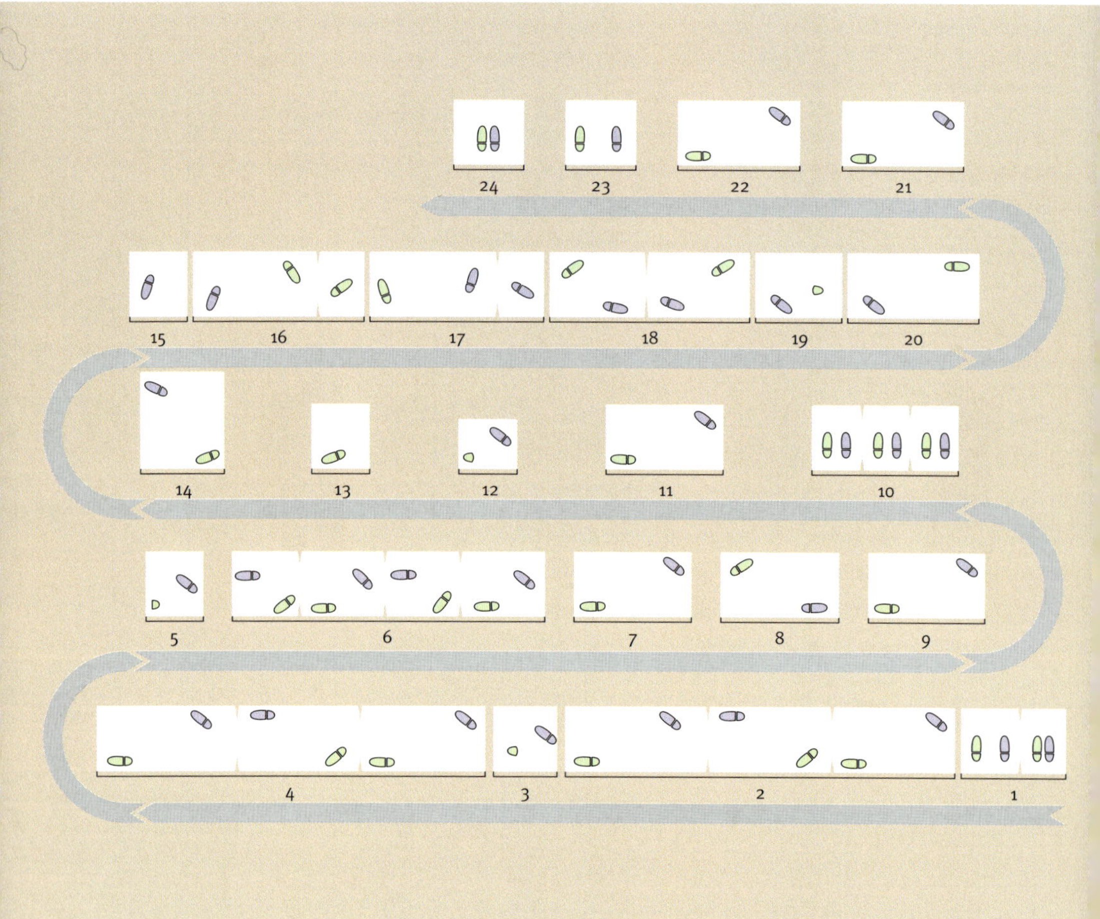

ÜBUNGS-EMPFEHLUNGEN

Wie bereits häufiger angeführt, ist es gerade zu Beginn ratsamer, in kleinen Schritten als mit zu viel Eifer vorzugehen. Deshalb werden Sie hier einige Empfehlungen finden, die sich als wirkungsvoll und effektiv erwiesen haben.

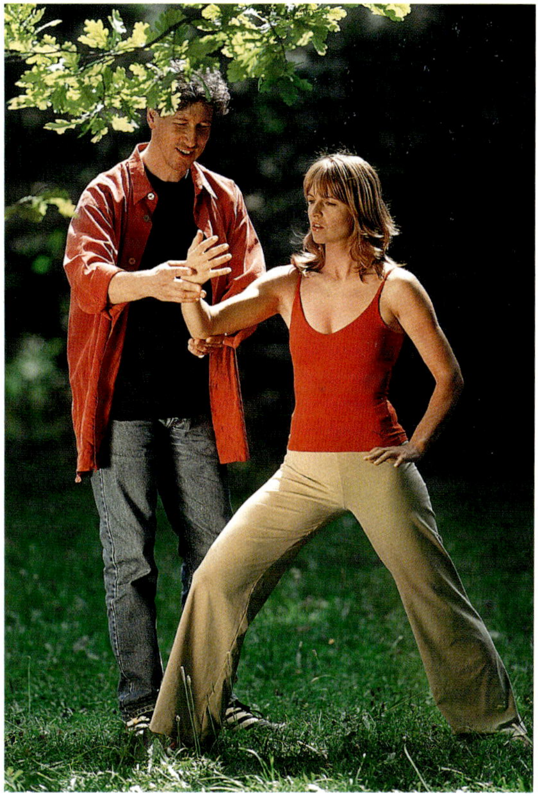

Kleidung

Leichte, nicht beengende Kleidung und leichte Schuhe (Hallenschuhe) sind für das Training zu empfehlen. Wenn Sie die Form unterwegs oder im Büro durchführen, achten Sie lediglich darauf, dass allzu beengende Kleidungsstücke (Krawatte, Hosenbund) etwas gelockert werden. Gymnastikslipper oder Socken sind ebenso wenig von Vorteil wie barfuß zu trainieren. Das Tragen leichter Schuhe erleichtert die Durchführung von Figuren, bei denen es auf ein gutes Gleichgewicht ankommt. Zudem werden Sie bzw. Ihre Füße nicht so schnell ermüden. Wenn Sie im Freien üben, halten Sie Ihren Körper warm.

Ort

Versuchen Sie, sich von Anfang an einen äußeren Rahmen zu schaffen, der es Ihnen ermöglicht, auf angenehme Weise und ohne Störung zu üben. Der Raum, in dem Sie Tai Chi Chuan praktizieren, sollte ungefähr 3 x 4 Meter groß sein; Hindernisse, die den Ablauf der Bewegung behindern, sollten vor dem Üben beiseite geräumt werden.
Tai Chi Chuan im Freien ist sehr angenehm, vermeiden Sie es jedoch bei starkem Wind in der freien Natur zu üben. Führen Sie Ihre Übungen immer in die gleiche Himmelsrichtung und am gleichen Platz aus.

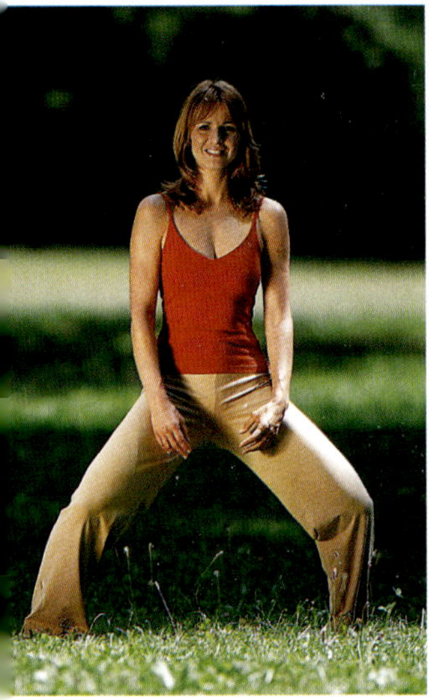

Zeit

Da Sie für die Durchführung der Vorbereitungsübungen und der Tai-Chi-Chuan-Form nicht mehr als 45 Minuten benötigen, kann das Training optimal in den Tagesablauf integriert werden.
Üben Sie morgens nach dem Aufstehen oder abends vor dem Schlafengehen. Probieren Sie aus, welche Tageszeit für Sie richtig ist.
Vermeiden Sie es, direkt nach dem Essen zu üben oder direkt nach dem Training zu essen. Zwischen Nahrungsaufnahme und Training sollte ungefähr eine Stunde Abstand eingehalten werden.
Führen Sie Ihre Übungen immer zur gleichen Zeit aus.
Nur regelmäßiges, konstantes Lernen führt zum Erfolg, sporadisches Üben ist ineffektiv.
Lassen Sie sich während des Trainings von nichts und niemandem stören.
Genießen Sie diesen Freiraum und die Zeit der Ruhe.

Weitere Empfehlungen

Vermeiden Sie den Genuss von Alkohol vor oder nach dem Training.
Üben Sie nicht bei fieberhaften oder schweren Erkrankungen.
Während einer Schwangerschaft sollten Sie etwas vorsichtiger üben. Sprechen Sie sich aber in jedem Fall mit Ihrer Hebamme oder dem Sie betreuenden Arzt ab.
Achten Sie darauf, sich während des Trainings und nach dem Training keiner Zugluft auszusetzen.
Üben Sie nicht bei extremen Witterungsbedingungen, z. B. Gewitter.

Praxis

Das tägliche Training setzt sich aus drei Komponenten zusammen:

- zur Ruhe kommen,
- aufwärmen,
- Tai Chi Chuan/Vorbereitung und Form.

Nehmen Sie sich einige Minuten, in denen Sie Abstand vom Alltagsgeschehen bekommen und üben Sie das Innere Lächeln. Fünf Minuten sollten am Anfang genügen.
Setzen Sie Ihre Vorbereitungsphase fort, indem Sie die Lockerungsübungen durchführen. Ergänzen Sie diese durch die Dehnübungen.

Vielleicht bekommen Sie im Laufe der Zeit Lust und das Verlangen, die einzelnen Komponenten auszuweiten. So lange das nicht der Fall ist, begnügen Sie sich damit jeden Teil Ihres Trainings in einem für Sie akzeptablen Umfang durchzuführen. Wichtig ist, dass Sie üben.

Vor der Ausführung der Tai-Chi-Chuan-Form wiederholen Sie die einzelnen Positionen und Bewegungen der

- Hände,
- Arme,
- Beine.

Führen Sie die 24-Bilder-Form einmal aus. Beherrschen Sie den gesamten Ablauf, steigern Sie die Ausführung auf dreimal in Folge.

Mit der Zeit werden Sie Fortschritte machen und spüren, dass Sie die Positionen und Einzelbewegungen der Form verinnerlicht haben. Ist dies der Fall, können Sie von den Vorbereitungsübungen direkt zur Form übergehen.

Lassen Sie sich, vor allem wenn Sie sich das Tai Chi Chuan gerade erst erschließen, nicht von der Vielfalt der Bewegungsmuster verunsichern. Üben Sie die Teile der Form, die Ihnen im Gedächtnis haften geblieben sind. Tun sich Lücken auf, so ist das vollkommen normal und sollte Sie nicht frustrieren. Überspringen Sie Teile, die Probleme bereiten und besprechen Sie schwierige Passagen mit Ihrem Trainer bzw. Ihrer Trainerin und üben Sie diese.

Es kann sehr hilfreich sein, sich an andere Teilnehmer eines Kurses (vorausgesetzt Sie absolvieren einen Kurs) zu wenden und sich gemeinsam mit ihnen Stück für Stück die Bewegungsabläufe zu erarbeiten.

Notieren Sie sich wichtige und hilfreiche Hinweise. Es ist nützlich, für den Fall immer ein Notizheft und einen Stift bereitliegen zu haben. Zeichnen Sie Angaben zu Bewegungsabläufen, Korrekturen oder andere für Sie wichtige Dinge kurz auf. Sie werden feststellen, dass das, was Sie selbst niederschreiben oder skizzieren, besser zum eigenen Verständnis beiträgt als jedes Buch.

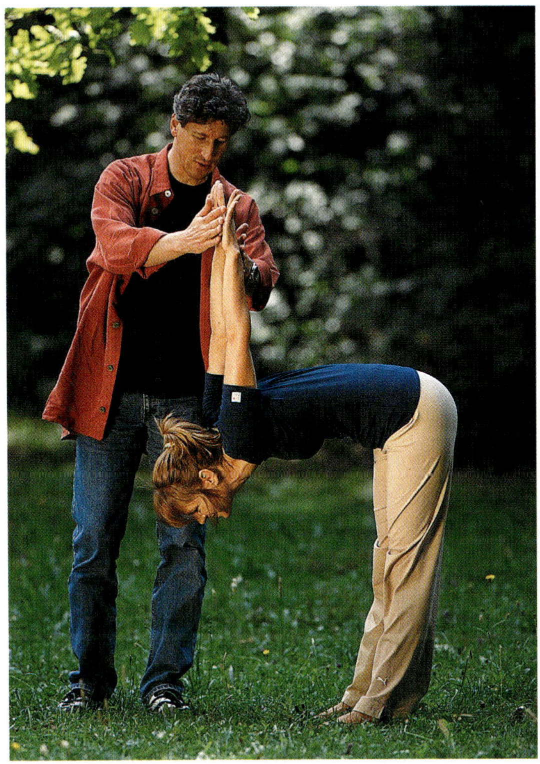

Wie finde ich den richtigen Lehrer?

Eine Frage, die sehr häufig gestellt wird, ist die Frage nach dem richtigen Lehrer bzw. der richtigen Schule. Diese Frage ist nicht leicht zu beantworten, da es für Tai Chi Chuan (noch) keine einheitlichen Richtlinien oder Gütekriterien gibt. Deshalb möchte ich im Nachfolgenden einige Anregungen geben, die bei der Auswahl und Beurteilung eines Lehrers helfen können.

Versuchen Sie einen Unterrichtenden nicht unbedingt bereits nach einer Stunde zu beurteilen. Wenn es Ihnen möglich ist, nehmen Sie für eine geraume Zeit am Unterricht teil und entscheiden Sie sich dann, ob Sie dabei bleiben werden oder nicht.

Stellen Sie sich oder dem Übungsleiter folgende Fragen:

➤ Liegen fundierte Kenntnisse in menschlicher Anatomie und Physiologie vor?

Ein Übungsleiter sollte sich mit den anatomischen Verhältnissen zumindest in den Grundlagen auskennen, um evtl. vorhandene Fehlhaltungen erkennen, erläutern und ggf. korrigieren zu können.

➤ Hat der Übungsleiter Erfahrung mit oder (Grund-) Wissen in Traditioneller Chinesischer Medizin (TCM)?

Ein solides Grundwissen sollte ausreichend sein, wird jedoch im Üben des Tai Chi Chuan auf die therapeutisch wirksamen Aspekte Wert gelegt, wäre es wünschenswert, wenn der Bezug zwischen Bewegung und Wirkung – im Sinne der westlichen Medizin bzw. der Traditionellen Chinesischen Medizin hergestellt und umfassend erläutert werden könnte.

➤ Kann der Übungsleiter in einem Notfall entsprechend Maßnahmen einleiten oder Erste Hilfe leisten?

In sehr seltenen Fällen kann es vorkommen, dass wie bei allen Sportarten ein Verletzungsrisiko nie ganz ausgeschlossen werden kann. Mit evtl. auftretenden Problemen sollte ein Übungsleiter ruhig und erfahren umgehen können.

➤ Geht der Übungsleiter gezielt auf Ihre Fragen ein? Kann er selbst komplexe Vorgänge einfach und verständlich vermitteln?

Stellen Sie Fragen, denn nur dann werden Sie erfahren, wie sehr der Übungsleiter das vorgestellte Wissen wirklich verinnerlicht hat.

➤ Wie geht der Übungsleiter mit den Teilnehmern um?

Ruhe, Geduld und Freundlichkeit schaffen eine angenehme Lernatmosphäre und wirken zudem äußerst motivierend.

➤ Bietet er Ihnen und den anderen Teilnehmern genügend Hilfestellung und Korrekturen?

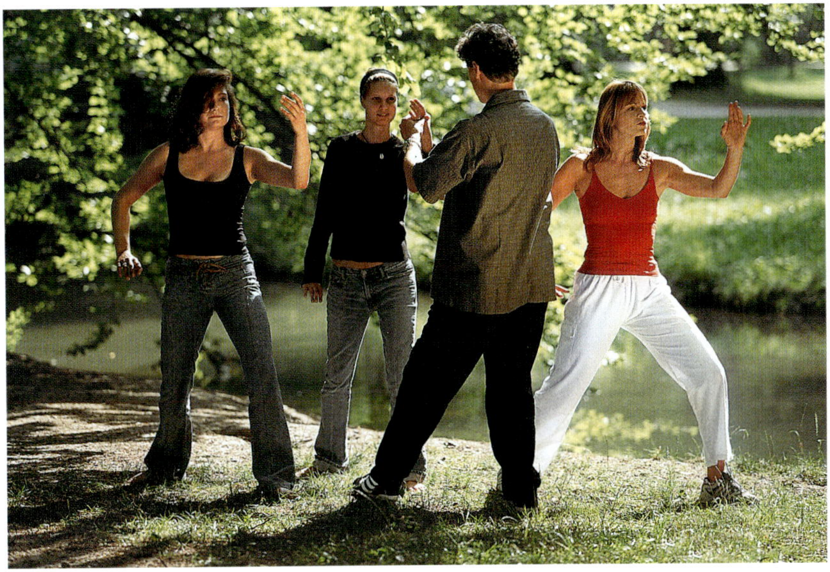

Trauen Sie sich, um Hilfestellung oder Korrektur zu bitten. Haben Sie Verständnisfragen bei der Umsetzung einer Bewegung, bitten Sie um Erläuterung.

➤ Wie lange praktiziert der Übungsleiter bereits Tai Chi Chuan?
Die Anzahl der Jahre sagt i. d. R. nicht unbedingt etwas über Qualität aus. Hat der Übungsleiter aber beispielsweise selbst nur einen (Crash-)Kurs in Tai Chi Chuan absolviert und sofort mit dem Unterricht begonnen, seien Sie ruhig misstrauisch.

➤ Unterliegt der Übungsleiter einer (kontinuierlichen) Qualitätskontrolle? Heißt: Hat er selbst einen Lehrer, bei dem er Unterricht nimmt bzw. von dem er korrigiert wird?
Sollte Ihnen ein Übungsleiter an diesem Punkt zu verstehen geben, dass er das nicht für erforderlich halte oder dass seine Ausbildung abgeschlossen sei, sollten Sie seinen Unterricht sofort verlassen. Nur durch ständige Korrekturen und die Erweiterung des eigenen Wissens kann die Tradition des Tai Chi Chuan auf qualitativ hohem Niveau fortbestehen.

➤ Kennt sich der Übungsleiter mit der Geschichte und den philosophischen Grundlagen des Tai Chi Chuan aus? Kann er Ihnen ggf. diese Kenntnisse auf verständliche Weise vermitteln?
Philosophie und Geschichte des Tai Chi Chuan sollte ein Übungsleiter zumindest in den Grundzügen kennen.

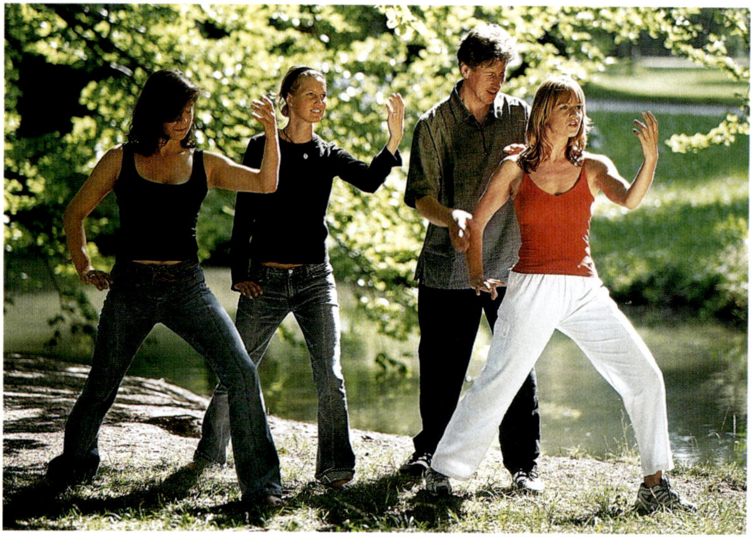

Aspekte hüten. Tai Chi Chuan lebt durch seine große Natürlichkeit und so wie man an einem Getreidehalm nicht ziehen würde, um ihn zu schnellerem Wachstum zu bewegen, so sollte man sich auch im Tai Chi Chuan Zeit lassen und Schritt für Schritt mit Achtsamkeit voranschreiten.

➤ Kennt oder beherrscht der Übungsleiter andere Techniken des Tai Chi Chuan (Tui Shou-Partnerübung, Waffenform)? Tai Chi Chuan nur in Teilen zu kennen, heißt auch Tai Chi Chuan nur in Teilen zu verstehen.

Mittlerweile werden Richtlinien erarbeitet, die gewährleisten sollen, dass ein Lehrer, der nach diesen Richtlinien zertifiziert wurde, Tai Chi Chuan auf hohem Niveau unterrichtet. Im Anhang finden Sie einige Adressen, die Ihnen bei der Suche nach kompetenten Lehrern und Schulen helfen können.

... und ein persönlicher Tipp zum Schluss: Wenngleich das Tai Chi Chuan im philosophischen Gedankengut Asiens wurzelt, sollte man sich vor einer Mystifizierung oder Überhöhung geistiger

Durch die Beachtung der wichtigsten Prinzipien des Tai Chi Chuan, wie sie in diesem Buch beschrieben werden, und mit zunehmender Sicherheit in den Bewegungen wird auch das Wissen um die innere Wirkung des Tai Chi Chuan zunehmen. Es wird wachsen und sich entfalten – stetig und natürlich. Abrunden können Sie diesen Erfahrungsschatz durch die Beschäftigung mit (klassischen) Texten zum Thema oder besser noch durch Gespräche mit einem erfahrenen und guten Lehrer.

Zuerst muss man die Form lernen, dann das Tui Shou beherrschen und anschließend die Bedeutung der Form verstehen und erklären können.
Ma Yueliang

Zu guter Letzt

Ein klassischer Text zum Tai Chi Chuan

Als ich begann, mich für Tai Chi Chuan zu interessieren, gab es auf dem deutschen Buchmarkt nicht viel Hintergrundwissen zum Thema. Schon recht bald, nachdem ich begonnen hatte, die Bewegungsabfolgen zu lernen, interessierte mich nicht nur die Bewegung sondern auch das, was hinter all dem steckte. Ich wollte wissen, wie die Quelle dieses großen »Flusses« aussieht. Was haben die Begründer und Meister eines solch gewaltigen Bewegungssystems an Wissen hinterlassen?
Auf der Suche nach der Quelle begegnet man zwangsläufig den Klassikern des Tai Chi Chuan. Die Texte der alten Meister sind im chinesischen Original raffiniert konstruierte Texte, die sehr vielschichtig sind und dem Lernenden einen unermesslichen Wissensschatz an die Hand geben. Der Sinn dieser Lieder bzw. Gedichte entfaltet sich nach und nach; in Einklang mit den eigenen Erfahrungen vertieft sich auch das Verständnis dieser manchmal doch recht kompliziert anmutenden Texte.
Beginnen Sie mit dem Üben des Tai Chi Chuan ohne sich von allzu viel Theorie verunsichern zu lassen; doch nehmen Sie sich von Zeit zu Zeit einen Text wie das »Lied der schlagenden Hände« zur Hand und lassen Sie die Aussagen auf sich wirken. Das Lesen solcher klassischen Texte ist vielleicht nicht jedermanns Sache und es ist gewiss kein »Muss« auf dem Weg des Lernens, doch vielleicht offenbart es auch Ihnen Aspekte des Tai Chi Chuan, die helfen, das Verständnis für das bereits Gelernte zu vertiefen.

Das Lied der schlagenden Hände

Peng, Lü, Ji, An* müssen gewissenhaft geübt werden;
wenn oben und unten einander folgen, ist es für den anderen schwer vorzudringen.
Ganz gleich wie stark er mich angreift, mit der Wirkung von vier Unzen kann man tausend Pfund mühelos bewegen.
Durch Ableiten wird der Angriff abgewehrt; der Gegenangriff folgt sofort; kleben, verbinden, anhaften, folgen, ohne den eigenen Schwerpunkt zu verlieren.
Es wird noch gesagt: Wenn der andere sich nicht bewegt, bewege ich mich auch nicht;
wenn der andere sich auch nur ein wenig bewegt, bewege ich mich zuerst.
Die Kraft erscheint locker, ist aber nicht locker;
die Kraft ist bereit zur Entfaltung, aber sie entfaltet sich nicht;
auch wenn die eigene Kraft abbricht, besteht die Idee weiter.

* Abwehren, zurückziehen, drücken, stoßen – vier zentrale Bewegungen des Tai Chi Chuan. In der 24-Bilder-Form tauchen die angesprochenen Techniken in den Figuren »Zuo Lan Que Wei – Den Umriss des Spatzenschwanzes nachzeichnen nach links« und »You Lan Que Wei – Den Umriss des Spatzenschwanzes nachzeichnen nach rechts« auf (siehe S. 82, 84).

Zur Aussprache der chinesischen Namen

Chinesische Bezeichnungen werden heute durchgängig in der sog. Pinyin-Umlautschrift wiedergegeben. Diese Umschrift weist einige Besonderheiten in der Aussprache auf, die hier kurz erläutert seien:

Den Buchstaben ... spricht man wie ...

c	tz	zh	dsch (wie Maharadscha)
ch	tsch	ao	au
h	ch (wie Buch)	ei	e + i
j	dsch (wie engl. jeep)	er	ar
q	dsch	i	nach c, ch, r, s, sh, z, zh wird »i« wie ein verschlucktes »e« gesprochen (ähnlich wie in Asche)
que	tschüe		
r	englisch R (wie engl. right)		
s	ss	ian	iän/jän
sh	sch	ie	je
x	ch (wie ich)	iong	jung
yun	iün/jün	ong	ung
z	ds	u	nach j, q, x und y wie ü

Literatur und Adressen

Die Abbildungen auf den Seiten 2, 16 wurden mit freundlicher Genehmigung von MACH:ART, Ratingen und Ma Jiangbao, Rotterdam zur Verfügung gestellt.

Kompetente Lehrer und Schulen des Tai Chi Chuan finden Sie z. B. über das
Taijiquan und Qigong Netzwerk Deutschland e.V
Bleichenstr. 7
30169 Hannover
Fon 05 11/1 69 17 67
info@taijiquan-qigong.de
http://www.netzwerk.linc.de/
... oder direkt über die Verbände (angegeben werden die Webadressen der drei großen Stilrichtungen; hier gibt es weitere Informationen über Lehrer und Schulen):

Chen Stil
WCTAG
World Chen Tai Ji Association Germany
http://www.wctag.de

Yang Stil
ITCCA
International Tai Chi Chuan Association
http://itcca.org/deutsch/Deutsch2.htm

Wu Stil
EWTC
European Association for Traditional Wu Tai Chi Chuan
http://www.wu-taichi.de

Empfehlenswerte Fachzeitschriften

Taijiquan & Qigong Journal
Die Fachzeitschrift für alle Qigong- und Taijiquan-Praktizierenden

Erhältlich im gut sortieren Zeitschriftenhandel oder direkt über
a & o medianetwork
Klopstockstraße 11
22765 Hamburg
Fon 040/85 37 22 00
info@tqj.de
http://www.tqj.de

Taijiquan Lilun
Fachzeitschrift zur Theorie des Wu-Stil Taijiquan

(Interessant auch für andere Stilrichtungen, da hier grundlegende Aspekte des Tai Chi Chuan erläutert werden.)

Erhältlich über
Forum für traditionelles Wu Tai Chi Chuan
Freya und Martin Bödicker
Burghofstraße 28
40223 Düsseldorf
Fon 02 11/31 99 29
http://www.wu-taichi.de
boedick@hsp.de

Bestform für Körper und Geist

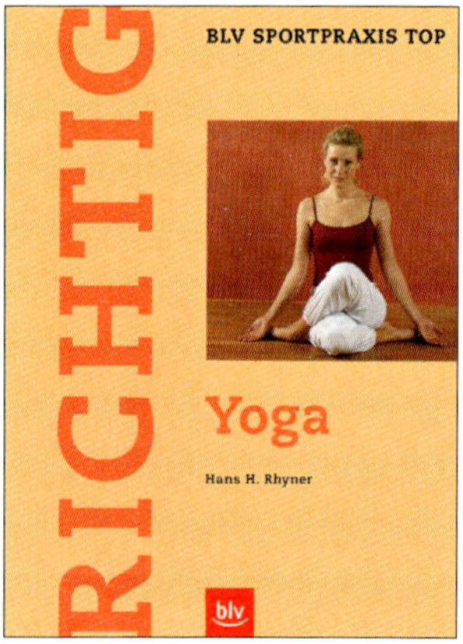

BLV Sportpraxis Top
Hans H. Rhyner
Richtig Yoga
72 meditative und kurative Asanas, Lebenskraft durch Yoga-Atmung, Yoga-Hygiene und -Diät, Übungsprogramme auf einen Blick, Yoga-Therapie.

BLV Sportpraxis Top
Andreas Schäfer
Richtig Judo
Erstmals vollständig und umfassend dargestellt: alle Techniken Schritt für Schritt in Wort und Bild; Judo-Geschichte und -Prinzipien; alle Fachbegriffe in Deutsch und Japanisch.

BLV Sportpraxis Top
Bodo Rödel
Richtig Aikido
Japanische Kampfkunst und Selbstverteidigung in Vollendung: Geschichte, Vorübungen, alle Grundtechniken, Einsteiger-Tipps.

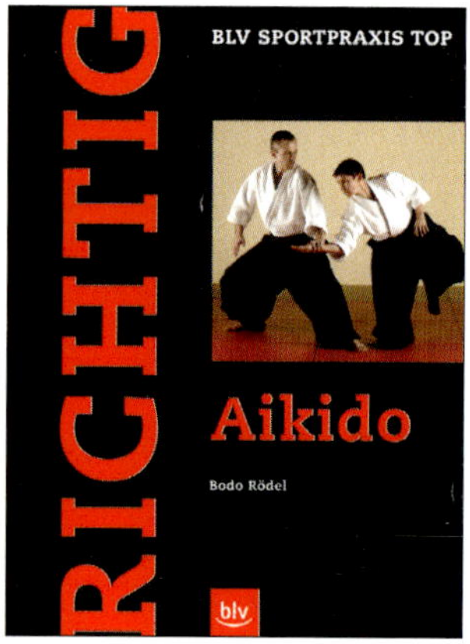

BLV Sportpraxis Top
Wolf-Dieter Wichmann
Richtig Karate
Ausrüstung, Gymnastik, Atmung und Kiai, Karate-Stellungen, Abwehr- und Angriffstechniken, Kumite-Formen, Kata, Psychologie in Training und Wettkampf, Selbstverteidigung.

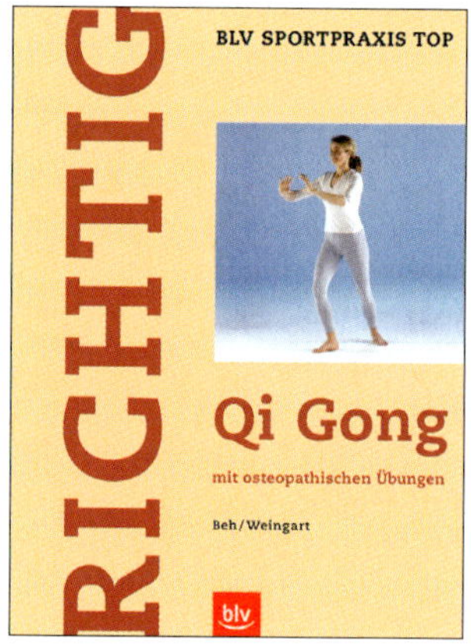

BLV Sportpraxis Top
Dieter Beh / Johannes Weingart
Richtig Qi Gong
Mit sanften Bewegungsformen des Qi Gong entspannen und die innere Mitte finden; erstmals mit Osteopathie: Energieblockaden lösen durch Selbstbehandlung.

BLV Sportpraxis Top
Kyong Myong Lee
Richtig Taekwondo
Geistiger und sportlicher Wert, Technik und Training, Grund- und Kombinationstechniken, Wettkampf, Kunstbewegungsformen; mit der aktuellen Wettkampfordnung.

Im BLV Verlag finden Sie Bücher zu den Themen:
Garten und Zimmerpflanzen • Natur • Heimtiere • Jagd und Angeln • Pferde und Reiten • Sport und Fitness • Wandern und Alpinismus • Essen und Trinken

Ausführliche Informationen erhalten Sie bei:

BLV Verlagsgesellschaft mbH • Postfach 40 03 20 • 80703 München
Tel. 089 / 12705-0 • Fax 089 / 12705-543 • http://www.blv.de